# Der Vagusnerv

---

# Ihr Schlüssel für Wohlbefinden und Selbstheilung

## Mit zahlreichen Praxisübungen

von

Kerstin Rauch

Bibliografische Information der Deutschen Nationalbibliothek: Die Deutsche Nationalbibliothek verzeichnet diese Publikation in der Deutschen Nationalbibliografie. Detaillierte bibliografische Daten sind im Internet über http://dnb.d-nb.de abrufbar.

# Über die Autorin

Kerstin Rauch arbeitete über 25 Jahre als Erzieherin und Heilerziehungspflegerin im sozialen Bereich. Sie sammelte dort zahlreiche Erfahrungen mit dem Verhalten von erwachsenen Menschen mit Handicap und mit der Lebendigkeit von Kindern.

Aufgrund ihres großen Wissensdranges, aber vor allem aufgrund von eigenem Leidensdruck, suchte sie in zahlreichen Fort- und Ausbildungen im Bereich Psychologie und

Persönlichkeitsentwicklung nach Antworten auf die Frage, welche Faktoren in Psyche und Körper entscheidenden Einfluss auf das menschliche Verhalten haben. Dabei stieß sie auf die Wirkungsweise des Vagusnervs und erlebte seinen umfassenden Einfluss nicht nur auf das Verhalten von Menschen, sondern auch auf ihre körperliche und seelische Gesundheit.

Durch das Praktizieren von verschiedenen Techniken der Körperarbeit, vor allem durch die Wasserarbeit mit Jahara®, aber auch durch Shiatsu, verschiedene Massageformen, Klangmassagen und Embodiment erlebte sie bei sich selbst und bei vielen sehr unterschiedlichen Klienten, dass der Schlüssel für Veränderung und Glück in unserem Körper verborgen liegt.

Daher teilt sie diese Leidenschaft seit über 10 Jahren in verschiedenen Körperarbeit-Kursen, Frauenkreisen und seit kurzem auch durch das Verfassen von Büchern.

Mehr über ihre Arbeit erfahren Sie auf der Website https://koerperarbeit.blog.

# Inhaltsverzeichnis


Über die Autorin.................................................................3

Vorwort............................................................................7

Der Selbstheilungsnerv..........................................................10

Die Lage des Vagusnervs.........................................................11

Afferente und Efferente Bahnen des Vagusnervs (warum wir für Veränderungen im Kopf den Körper brauchen)..............13

Die Aufgaben des Vagusnervs.....................................................14

Symptome von Vagusstörungen ....................................................16

Unser Nervensystem - das Wunderwerk in unserem Körper.....19

Unser Gehirn ...................................................................20

Der Hirnstamm - unser Reptiliengehirn ..........................................22

Das Limbische System - der Sitz der Emotionen..............23

Der Neokortex - unser rationales Gehirn........................................25

Die Spiegelneurone und ihre Bedeutung für die Koregulation....................26

Das autonome Nervensystem.......................................................28

Die Polyvagaltheorie - Drei Möglichkeiten unseres autonomen Nervensystems .....29

Wie sich die Angst in unserem Körper zeigt......................................37

Selbstregulation und Koregulation - der Weg zurück zu Gesundheit und Wohlbefinden .............................40

Wie Sie die Vagusbremse aktivieren ............................................45

Welche Ressourcen uns vor Trauma schützen können......47

Mögliche Wege zu Heilung und Selbstheilung...................51

Wie eine gesunde Ernährung den Vagus unterstützt .............51

Medizinische Möglichkeiten der Vagusstimulation...................53

Hilfe bei Epilepsie.................................................53

Hilfe bei Depression, Migräne und weiteren Erkrankungen
...................................................................54

Weitere positive Effekte der Vagusstimulation .....................56

Vagus Übungen zur Selbsthilfe .....................................58

Der Vagus Selbsttest...............................................60

Besondere Bereiche unseres Körpers für die
Vagusstimulation...................................................62

Stimulation des Vagus am Hinterhauptbein ..........................63

Stimulation des Vagus über die Augen...............................66

Stimulation des Vagus über den Mund- und Rachenraum 69

Stimulation des Vagus über Stimmbänder- und
Kehlkopfvibration..................................................72

Stimulation des Vagus über Gesicht, Hals und Ohren.......73

Stimulation des Vagus über die Nackenmuskulatur............75

Der „Heilungspunkt" unter dem linken Schlüsselbein.......77

Der Weg zu mehr Energie führt über Ihren Körper -
Vagusstimulation durch Embodiment ................................79

Den sicheren Ort im Körper verankern..............................83

Fake it until you make it.........................................84

Lästige und schmerzhafte Verhaltensmuster abschütteln ..89

Notfallkoffer mit Embodiment Übungen für den Alltag...91

Vagusstimulation durch Formen der Entspannung...................95

Vagus Atemtechniken...............................................95

Vagus Yoga........................................................99

Vagus Meditation ........................................................ 101

Weitere Möglichkeiten der Entspannung ......................... 103

Schlusswort ............................................................... 105

Quellen und Literaturempfehlungen ............................ 106

Impressum ................................................................ 107

# Vorwort

Ich habe mich schon immer dafür interessiert, wie wir Menschen ticken. Was hindert uns daran glücklich zu sein? Warum verhalten wir uns als hoch entwickelte Lebensform manchmal so primitiv? Warum sägen wir an dem Ast, auf dem wir selbst sitzen?

Warum handeln wir oft völlig entgegengesetzt zu unserem rationalen Verstand und tun uns damit selbst weh?

Warum machen wir immer wieder die gleichen Fehler, tappen immer wieder in Verhaltensmuster wie Süchte oder gehen immer wieder ungesunde Beziehungen ein?

Diese und viele andere Fragen stellte ich mir immer wieder. Während meiner Ausbildungen hing ich besonders an den Lippen meiner Psychologie Dozenten und las zahlreiche Bücher über Persönlichkeitsentwicklung.

Ich fand dort viele hilfreiche Antworten. Trotzdem hatte ich immer das Gefühl, dass ein wichtiger Baustein für mein Verständnis und vor allem für eine erfolgreiche Umsetzung fehlte. Wenn ich doch alles verstanden hatte, warum fiel es mir so schwer, mein Leben zu ändern?

Ich wuchs als hochsensibles und extrem schüchternes Kind in einer lauten und dominanten Umwelt auf, die mich in vielerlei Hinsicht überforderte. Ich hatte oft das Gefühl, einfach nicht aus meiner Haut zu können und entwickelte zahlreiche Ängste.

Seit meiner ersten Psychologie Lektion in meinem 16. Lebensjahr versuchte ich meine Verhaltensmuster zu verstehen und zu überwinden. Ich wollte mich besser an meine Umwelt anpassen, um glücklicher zu sein. Dafür machte ich einige Ausbildungen und besuchte immer wieder Kurse, in denen es darum ging, mein Potential besser auszuschöpfen.

Meine Bemühungen trugen auch zahlreiche Früchte, denn mit der Zeit kam ich immer besser mit dem Leben in dieser stressigen Welt klar.

Doch auch nach 30 Jahren Selbstoptimierungswahn passierte es, dass mich die alten Muster wieder einholten. Warum wurde ich z.B. in der Gegenwart mancher Menschen immer noch so unsicher, dass mir keine Antwort einfiel? Aufgrund meines angehäuften Wissens hatte ich doch eigentlich die besseren Argumente. Warum überfielen mich manchmal immer noch Ängste und Selbstzweifel, die ich längst nicht mehr nötig hatte? Warum gab es immer noch Situationen, in denen ich mich extrem unter Druck gesetzt, gehetzt oder handlungsunfähig fühlte?

Erst als ich vor ein paar Jahren anfing, mich mit dem Thema Vagusnerv zu beschäftigen, ging mir ein Licht auf. Endlich verstand ich, warum ich allein mit meinem Denken und positiven Glaubenssätzen nicht weiterkam.

Ich verstand auch, warum alle Methoden, die meinen Körper mit ins Boot geholt hatten, die größte Veränderung in meinem Leben gebracht hatten. So erlebte ich beim Jahara®, einer wunderbaren Tiefenentspannung im warmen Wasser, zum ersten Mal in meinem Leben Sicherheit innerhalb meines Körpers. Ich entdeckte das Embodiment und wie ich damit Einfluss auf mein autonomes Nervensystem nehmen kann. Ich entdeckte die Sprache meines Körpers und die Sprache meiner Gefühle.

Mein tiefer Dank gilt daher vor allem meinen Lehrern Mario

Jahara und Eckehard Bonnofsky, die mir durch Jahara® und Körperarbeit die Möglichkeit gaben, die Sprache meiner körperlichen Empfindungen neu zu erlernen und Sicherheit in meinem Inneren zu erleben. Einen weiteren herzlichen Dank schicke ich an alle Kinder dieser Welt, die mich immer wieder zu körperlicher Lebendigkeit inspiriert haben. Besonders denke ich hier an meine wundervollen Töchter Alice und Sophie und meine einzigartige Enkelin Alba.

Diesen Inspirationen für mein Nervensystem und vor allem der praktischen Umsetzung in meinem eigenen Leben habe ich viel zu verdanken, deshalb möchte ich in diesem Buch meine wichtigsten Erfahrungen zur Vagusstimulation mit Ihnen teilen. Ich beginne bei den anatomischen Grundlagen, damit Sie die Vorgänge rund um den Vagusnerv besser verstehen können. Vielleicht haben Sie ja das ein oder andere Aha-Erlebnis, so wie ich es hatte als ich anfing, mich näher mit dem autonomen Nervensystem und dem Vagusnerv zu beschäftigen. Wenn Sie die Fragen nach dem Wie und dem Warum nicht so sehr interessieren sollten und Sie die Sache mit dem Selbstheilungsnerv lieber gleich praktisch anpacken wollen, empfehle ich Ihnen die Übungen auf Seite 59 gleich zu starten. Wie Sie es auch immer angehen mögen, ich wünsche Ihnen eine spannende Reise durch Ihr Nervensystem auf dem Weg zu mehr Wohlbefinden und Sicherheit innerhalb Ihres Körpers.

*Kerstin Rauch*

# Der Selbstheilungsnerv

Der Vagusnerv ist der längste und am weitesten verzweigte unserer zwölf paarigen Hirnnerven. Das brachte ihm seinen Namen ein: Nervus Vagus - der umherschweifende Nerv. Er verbindet fast alle inneren Organe mit dem Gehirn. Damit ist er an so gut wie allen wichtigen körperlichen Vorgängen beteiligt, vor allem aber an der Regulation der Herzfrequenz, der Atmung und der Verdauung. Als Teil des autonomen Nervensystems arbeitet er ohne unseren bewussten Willen. Trotzdem sind wir sehr wohl in der Lage, seine Funktionsweise zu unterstützen und damit unseren Körper positiv zu beeinflussen. Doch dazu später mehr.

Gemeinsam mit den Hirnnerven V, VII, IX und XI bildet der Vagusnerv als X. Hirnnerv das soziale Nervensystem, welches für alle entspannten Zustände unseres Körpers und das soziale Miteinander verantwortlich ist. Daher ist ein funktionierender Vagusnerv eine notwendige Voraussetzung für alle Entwicklungsprozesse, für eine gelingende Kommunikation mit anderen Menschen und für die Regeneration und Heilung unseres Körpers. Nicht umsonst trägt er auch den Namen Selbstheilungsnerv.

# Die Lage des Vagusnervs

Der Vagusnerv entspringt dem Hirnstamm und verlässt den Schädel durch das sogenannte Drosselloch an der Schädelbasis. Merken Sie sich diese Stelle am Hinterhauptbein, sie ist für die Stimulation des Vagus von großer Bedeutung. Beim Jahara® halten wir z.B. den Kopf des Klienten während der ganzen Session im Wasser sanft am Hinterhauptbein, um den Vagusnerv zu stimulieren.

Auch am Hals ist der Vagusnerv gut zu erreichen, da er dort gemeinsam mit der Halsschlagader und der Halsvene eher oberflächlich verläuft. Seine Fasern sind eng mit den Fasern des Zungen-Rachen-Nervs verflochten. Daher sind Übungen für den Mund- und Rachenraum wie beispielsweise das Gähnen mit weit offenem Mund besonders wertvoll. Auch mit den Fasern des XI. Hirnnervs ist der Vagus eng verwebt, welcher der Trapezmuskel und den Kopfwender innerviert. Deshalb entspannt die Dehnung dieser Muskeln nicht nur den Nacken, sondern reguliert auch den Tonus des Vagus.

Ab dem Brustkorb verläuft der Vagusnerv immer tiefer und ist daher äußerlich nur schwer zu stimulieren. Er besteht aus zwei Ästen, diese ziehen vom oberen Bereich der Speiseröhre zum Herz und der Lunge. Der vordere Vagusast verzweigt sich außerdem gemeinsam mit den anderen Hirnnerven im Kopf. Wir finden ihn besonders am Kehlkopf, im Rachen und an den Gesichtsmuskeln.

Der hintere Vagusast zieht von Herz und Lunge über das Sonnengeflecht oberhalb des Bauchnabels weiter bis zu den Organen unter dem Zwerchfell. Dort innerviert er den Magen, die Leber, die Bauchspeicheldrüse, die Milz, die Nieren und weite Teile des Dickdarms. Am querverlaufenden Dickdarm bildet er das vordere und am Kreuzbein (Sacrum) das hintere Vagusgeflecht. Vielleicht kennen Sie das hintere Vagusgeflecht am Sacrum und auch die Austrittsstelle des Vagus am Schädel (Cranium) von der Cranio-Sacral-Therapie.

# Afferente und Efferente Bahnen des Vagusnervs (warum wir für Veränderungen im Kopf den Körper brauchen)

Über 100000 kleine Nervenverästelungen der beiden Vagusäste leiten Informationen vom Gehirn zu den genannten Organen und auch umgekehrt. Der Vagusnerv besteht aus efferenten (absteigenden) und afferenten (aufsteigenden) Bahnen.

Während die efferenten Bahnen Signale vom Gehirn zum Körper senden, leiten die afferenten Bahnen Signale aus dem Körper wie beispielsweise Schmerz oder Druck zum Hirnstamm und zum Thalamus. Aufgrund dieser von unserem Bewusstsein unabhängigen Wahrnehmung unserer inneren Zustände trifft wiederum unser Gehirn unbewusste Entscheidungen, welche unser Handeln erheblich beeinflussen können. Das alles passiert außerhalb unseres Verstandes. Nimmt der Vagus beispielsweise Störungen in unserem Darm wahr, kann das eine angstauslösende Reaktion unseres Gehirns zur Folge haben.

Nun ein spannender Fakt: der Vagusnerv besteht ungefähr zu 80 % aus aufsteigenden und nur zu 20% aus absteigenden Nervenbahnen. Wenn wir bedenken, dass unser Körper im autonomen Bereich so viel mehr zu melden hat als unser Gehirn, dann wird klar, warum wir ihn und seine Körperweisheit einbeziehen müssen, wenn wir uns Veränderung wünschen. Dazu später mehr im Kapitel „über das Embodiment".

## Die Aufgaben des Vagusnervs

Wie bereits beschrieben, verbindet der Vagusnerv fast alle Organe mit dem Gehirn. Im Kopf- und Halsbereich ist er für die Sensibilität der Rachenschleimhaut, des Kehlkopfes, der Stimmbänder, des äußeren Gehörganges und Teilen der Hirnhaut zuständig.

Er ermöglicht das Sprechen, die Modulation unserer Stimme und das Schlucken, indem er die Muskulatur des Rachens und vor allem die des Kehlkopfes und der Stimmritze aktiviert.

Im Brustkorb nimmt der Vagusnerv maßgeblichen Einfluss auf Herz und Lunge. Er ermöglicht uns zu entspannen, indem er Herzschlag und Atemfrequenz verlangsamt.

Unterhalb des Zwerchfells hat er einen wichtigen Einfluss auf unser Verdauungssystem, indem er Speiseröhre, Magen, Leber, Gallenblase, Bauchspeicheldrüse, Dünndarm, aufsteigenden und querverlaufenden Dickdarm beeinflusst. Er reguliert unter anderem das Hungergefühl, stimuliert die Produktion von Magensäure und Galle und aktiviert die Magen- und Darmbewegungen und stimuliert die Zellen der Darmwand, welche die Nährstoffe aufnehmen.

Außerdem beeinflusst der Vagusnerv die Produktion von Botenstoffen wie Serotonin, Noradrenalin, Gamma-Aminobuttersäure (GABA) und Acetylcholin. Hier einige Beispiele, welchen riesigen Einfluss er damit auf unser Wohlbefinden nimmt: Das den meisten Menschen als

Glückshormon bekannte Serotonin regelt unter anderem emotionale Prozesse wie Angst und Aggression, das Essverhalten,
unseren Schlaf, die Wärmeregulation, die Gedächtnisleistung und unsere Sexualität. Noradrenalin beeinflusst beispielsweise unseren Blutdruck und zu viel davon kann Schweißausbrüche, Kopfschmerzen und Herzrasen verursachen.

GABA spielt unter anderem bei der Regulierung unserer Stimmung, der Konzentrationsfähigkeit, des Schmerzempfindens und unseres Schlafes eine entscheidende Rolle. Acetylcholin senkt beispielsweise den Puls und stoppt Entzündungsreaktionen. Auf diese Weise spielt der Vagus nicht nur eine entscheidende Rolle für unsere körperliche Gesundheit, sondern auch für unsere emotionalen Zustände.

Als wichtigster Nerv des parasympathischen Nervensystems ist der Vagusnerv für Entspannung, gelingende soziale Kontakte, eine positive Grundstimmung und die Regeneration unseres Körpers zuständig. Um diese Effekte durch gezielte Übungen zu verstärken, ist es wichtig zwischen dem vorderen und dem hinteren Vagusast zu unterscheiden. Mehr dazu erfahren Sie in den Kapiteln über „Das autonome Nervensystem und die Polyvagaltheorie".

# Symptome von Vagusstörungen

Wenn Sie sich die vielfältigen Aufgaben des Vagusnervs vor Augen führen, können Sie sich sicher vorstellen, dass eine Dysregulation dieses Nervs und der mit ihm verbundenen Hirnnerven ebenso vielfältige Symptome haben kann. Die folgende Liste knüpft vor allem an die Beobachtungen des dänischen Körpertherapeuten Stanley Rosenberg an und ist wahrscheinlich noch unvollständig. Viele Symptome kenne ich aus eigener leidvoller Erfahrung, andere durch Erlebnisse mit meinen Klienten.

Im Kapitel „Das Hinterhauptbein" stelle ich eine einfache Grundübung von Stanley Rosenberg vor, die jeder innerhalb von ca. einer Minute durchführen kann. Sie wirkt sofort regulierend auf den Vagusnerv und kann dadurch viele der Symptome lindern. Natürlich nur, wenn die Ursache auch in einem dysregulierten Vagus liegt. Vielleicht wollen Sie diese Übung gleich einmal ausprobieren? Ich warte solange an dieser Stelle auf Sie.

Ich habe am eigenen Leib erleben dürfen, wie hilfreich es ist, die Selbstheilungskräfte über eine Vagusstimulation anzukurbeln und gebe meine Erfahrungen daher leidenschaftlich gerne an Sie weiter. Ich möchte an dieser Stelle aber betonen, dass die Aussagen und Übungen in diesem Buch nicht als Ersatz für medizinische Diagnosen, ärztliche Behandlungen oder Therapien von Erkrankungen gedacht sind.

Möchten Sie eine medizinische oder psychotherapeutische Maßnahme mit Vagusübungen unterstützen, sprechen Sie Fragen und Unklarheiten bitte immer mit Ihren behandelnden Ärzten oder Therapeuten ab.

Folgende körperliche Symptome können auf einen dysregulierten Vagus hinweisen:

- häufige Kopfschmerzen bis hin zur Migräne
- Schwindelgefühle, Benommenheit
- fest zusammengebissene Zähne und/ oder nächtliches Zähneknirschen (erkennbar an übermäßig abgenutzten Kauflächen)
- Verspannungen von Augen- und Gesichtsmuskeln, erkennbar an einem angespannten Gesichtsausdruck und tiefen Falten
- Kloßgefühl im Hals und eine angespannte, heisere Stimme
- zu hoher Muskeltonus oder zu wenig Muskelspannung
- Muskelschmerzen oder Muskelsteifheit v.a. im Nacken- und Schulterbereich
- anhaltende Rückenschmerzen ohne erkennbare Ursache
- Verdauungsstörungen wie Appetitlosigkeit, Sodbrennen, Geschwüre, Durchfall, Verstopfung und Dickdarmreizung
- Atemstörungen wie Kurzatmigkeit, flacher Atem und Hyperventilation

- Herzkreislaufprobleme wie Herzrhythmusstörungen und Bluthochdruck
- kalte Hände und Füße
- grundlose Schweißausbrüche, kalter Schweiß
- Übersäuerung
- hohe Infektanfälligkeit
- chronische Entzündungen wie Arthritis und Asthma
- Menstruationsschmerzen
- Hautprobleme und Allergien

Folgende psychische Symptome können auf einen dysregulierten Vagus hinweisen:

- gesteigerte Nervosität und innere Unruhe
- Angstzustände oder sogar Panikattacken
- Gereiztheit und Stimmungsschwankungen
- mangelnde Konzentrationsfähigkeit
- Schlaflosigkeit
- chronische Erschöpfung
- Gedächtnisstörungen
- erhöhte Suchtanfälligkeit
- depressive Verstimmungen
- Verlust der sexuellen Lust
- übermäßiges Misstrauen gegenüber anderen Menschen
- Verhaltensauffälligkeiten bei Kindern wie ADHS und extremes Gehemmtsein

Welche der Symptome machen Ihnen das Leben schwer? Diese Bestandsaufnahme - das sensible Wahrnehmen unserer Körperempfindungen und unserer Gefühle ohne diese gleich zu bewerten, ist der erste Schritt heraus aus der „Vagusfalle" und damit hinein in ein gesünderes und glücklicheres Leben.

Um zu verstehen, wie solche Störungen unserer Gesundheit und unseres zwischenmenschlichen Zusammenlebens entstehen können, müssen wir noch etwas tiefer in die Funktionsweise unseres Nervensystems eintauchen.

## Unser Nervensystem - das Wunderwerk in unserem Körper

Man kann dieses Wunderwerk in ein zentrales und ein peripheres Nervensystem unterteilen. Das Zentralnervensystem (ZNS) kennt fast jeder, es besteht aus Gehirn und Rückenmark. Das periphere Nervensystem umfasst dagegen die zahlreichen aufsteigenden und absteigenden Nerven in unserem Körper.

Eine andere Unterteilung des Nervensystems ist für die Erklärung des Vagusnervs noch bedeutender: das somatische (oder animalische) Nervensystem und das autonome (oder vegetative/viszerale) Nervensystem (ANS).

Durch das somatische Nervensystem können wir uns aktiv bewegen, indem wir unsere Skelettmuskeln willkürlich ansteuern. Das autonome Nervensystem dagegen steuert die inneren Prozesse ohne unseren Willen. Dadurch laufen lebenswichtige Vorgänge wie unsere Verdauung, die Atmung, der Stoffwechsel, die Regulation des Blutkreislaufes, des Wasserhaushaltes und der Körpertemperatur weitgehend ohne unsere bewusste Kontrolle ab.

Müssten wir selbst darauf achten beispielsweise regelmäßig zu atmen, wären wir ja auch ziemlich überfordert.

Um die umfassende Bedeutung des Vagusnervs für unsere körperliche und seelische Gesundheit zu erklären, gehe ich in den nächsten Kapiteln besonders auf die drei Ebenen unseres Gehirns und auf unser autonomes Nervensystem ein. Ich hoffe, dass es mir gelingt, die komplexen Vorgänge durch Vereinfachung anschaulich zu erklären. Ich beschränke mich dabei auf die anatomischen Zusammenhänge, welche mir besonders wichtig erscheinen, um unser menschliches Verhalten besser zu verstehen.

## Unser Gehirn

Unser Gehirn ist so aufgebaut, wie es im Laufe der Evolution entstand. Ganz unten liegt die Reptilienebene - unser Hirnstamm. Hier entspringen der Vagus und die anderen Hirnnerven. Darüber folgt die Säugetierebene - das Limbische System und ganz oben und außen finden wir dann die Primatenebene - den Neokortex.

Bei der Entwicklung vom Embryo zum Kleinkind wiederholt sich dieser Entwicklungsprozess. Den Aufbau unseres Gehirns könnte man stark vereinfacht mit dem Aufbau eines Gebäudes vergleichen - nur wenn die Grundmauern stabil sind, können wir

weitere Etagen nutzen. Nur wenn wir uns sicher fühlen und unsere Grundbedürfnisse befriedigt sind, können wir als hochentwickelte soziale Wesen agieren und reagieren. Das bedeutet natürlich nicht, dass wir nur im Keller wohnen sollten, aber wir sollten dafür sorgen, dass dieser stabil bleibt und z.B. nicht ständig durch äußere Einflüsse überflutet wird.

Jede der drei Gehirnebenen hat ganz spezifische Funktionen und jede spricht eine eigene Sprache. Das rationale Gehirn in der oberen Etage spricht mit Worten, das Säugetiergehirn im Erdgeschoss mit Gefühlen und das Reptiliengehirn im Keller spricht mit körperlichen Empfindungen.

Je besser wir alle drei Sprachen beherrschen, umso besser können wir auch in schwierigen Situationen adäquat handeln. Daher möchte ich auf jede Ebene noch ein bisschen näher eingehen.

# Der Hirnstamm - unser Reptiliengehirn

Der Hirnstamm als älteste und primitivste Ebene unseres Gehirns liegt direkt über dem Rückenmark. Er wird auch tierisches Gehirn oder Reptiliengehirn genannt, weil das Gehirn von Reptilien ausschließlich aus diesem Teil besteht. Das Reptiliengehirn ist bei unserer Geburt schon voll entwickelt und sorgt für unser Überleben. Gemeinsam mit dem Hypothalamus direkt darüber und in enger Zusammenarbeit mit dem Vagusnerv reguliert der Hirnstamm alles, was ein Säugling zum Überleben braucht: Herzschlag, Atmung, Immunreaktionen, Schlafen, Verdauung, das Empfinden von Schmerz, Nässe, Temperatur, Hunger und das Schreien, um Unwohlsein anzeigen zu können. Werden die Bedürfnisse des Säuglings z.B. nach Nahrung, Nähe und Berührung prompt befriedigt, ist der erste Grundstein für ein stabiles Urvertrauen und eine gute Entwicklung gelegt.

Das Reptiliengehirn spielt aber auch noch bei uns Erwachsenen eine fundamentale Rolle. Wenn die Regulation von körperlichen Zuständen schief läuft, sind unsere höheren Gehirnstrukturen schwer oder gar nicht mehr erreichbar. Wenn wir zum Beispiel starke Kopfschmerzen haben, wird nicht nur das logische Denken erschwert, wir reagieren auch auf andere Menschen viel schneller gereizt oder überfordert. Ähnliches passiert, wenn wir uns bedroht fühlen. Starke Ängste beeinflussen unsere Fähigkeit rational zu denken und sozial zu handeln erheblich.

# Das Limbische System - der Sitz der Emotionen

Über dem Hirnstamm liegt das Limbische System, welches bei allen Säugetieren zu finden ist. Es wird auch als Säugetiergehirn oder Sitz der Emotionen bezeichnet. Außerdem spielt es eine wichtige Rolle für unsere Erinnerungen. Gemeinsam mit dem Hirnstamm sorgt das Limbische System für unser Wohlbefinden.

Hier wird entschieden, was angenehm und was unangenehm oder sogar gefährlich ist. Besonders die Entscheidungen der ersten sechs Lebensjahre sind prägend für unsere Emotionen.

Neuronen, die häufig zusammen abgefeuert werden, vernetzen sich auf Dauer miteinander. Welche Gefühle durften Sie als Kind zeigen? Und für welche wurden Sie abgelehnt?

Situationen, in denen wir uns gesehen und angenommen gefühlt haben, werden als positiv und überlebenswichtig abgespeichert. Situationen dagegen, in denen wir von engen Bezugspersonen verunsichert oder abgelehnt wurden, sind in unserem Speicher als unangenehm oder sogar lebensbedrohlich hinterlegt.

Aufgrund dieser Erfahrungen bewerten wir manche Gefühle als positiv und andere lehnen wir ab. Dabei sind alle unsere Gefühle nur Lebensenergie, die fließen will.

Wut genauso wie Freude. Traurigkeit ebenso wie Liebe. Mitgefühl ebenso wie Angst.

Ich lade Sie dazu ein, die Sprache Ihrer Gefühle neu zu erlernen, indem Sie sich alle Gefühle erlauben. Spüren Sie dafür in Ihren Körper hinein und stellen beobachtend fest, was in diesem Moment gerade los ist. Ein Beispiel: Ich spüre einen unruhigen Druck in meinem Bauch. Ich spüre wie meine Schultern und Arme fest angespannt sind. Ah, ist wahrscheinlich Wut. Was will mir meine Wut sagen? Mögliche Antworten könnten sein: Ich soll mein NEIN deutlich aussprechen.

Oder: Ich muss meine Grenze besser schützen. Oder: Ich habe Angst, verletzt zu werden. Dann fragen Sie sich: Wie kann ich meine Wut angemessen ausdrücken? Manchmal reicht es schon, nein zu sagen. Manchmal müssen wir aber auch körperlich Dampf ablassen, damit die Energie fließen kann.

Nicht immer ist es angemessen, die Stimme laut zu erheben oder aufzustampfen, etwa gegenüber Ihrem Chef. Auch Ihre Liebsten wollen Sie sicher nicht durch unkontrollierte Wutausbrüche verletzen. Trotzdem sollte die Wut-Energie fließen dürfen. Sie können z.B. die Musik laut aufdrehen und wild durch die Wohnung tanzen. Vielleicht gehen Sie auch lieber joggen.

Oder in den Wald, um laut zu schreien. Auf diese Weise geben Sie Ihren Gefühlen einen Landeplatz und die angestaute Energie darf abfließen statt sich als Verspannung im Körper festzusetzen.

Selbst die neuronalen Netzwerke aus unserer Kindheit können durch neue Erfahrungen erweitert und sogar umgeschrieben werden.

Diesen Vorgang nennt man Neuroplastizität. Damit das Umschreiben funktioniert, müssen die neuen Erfahrungen zwei Voraussetzungen erfüllen: Sie müssen emotional bedeutsam sein und sie müssen mehrmals wiederholt werden. So gesehen, ist es nie zu spät für eine glückliche Kindheit.

Jetzt haben Sie einen wichtigen Grund dafür, in Ihrem Alltag mehr der Freude zu folgen. Wie viel Zeit nehmen Sie sich für die Dinge, die Ihnen Spaß machen? Wie oft umgeben Sie sich mit Menschen, die Ihnen gut tun? Wie oft lächeln Sie sich im Spiegel selbst zu?

## Der Neokortex - unser rationales Gehirn

Der Neokortex ist die am weitesten entwickelte und äußere Schicht unseres Gehirns und beim Menschen stärker ausgeprägt als bei allen anderen Säugetieren. Die Stirnlappen (oder Frontallappen) machen den größten Teil des Gehirns aus und entwickeln sich ab dem zweiten Lebensjahr rasant. Sie ermöglichen es uns, als einziger Säuger abstrakt zu denken und eine komplexe Sprache zu benutzen. In den Stirnlappen sitzt unsere Fähigkeit zu planen und anhand von vielen Informationen Entscheidungen abzuwägen und schließlich auch zu treffen. Dank der Stirnlappen sind wir in der Lage, Probleme anzusprechen und kreativ zu lösen, anstatt jedes Mal unseren (tierischen) Impulsen nachzugeben.

Die Voraussetzung dafür ist, dass in den unteren Ebenen des Gebäudes alles in Ordnung ist - dass es uns körperlich und emotional gut geht und unser Nervensystem Signale der Sicherheit empfängt.

## Die Spiegelneurone und ihre Bedeutung für die Koregulation

In den Stirnlappen sitzt auch unsere Fähigkeit zur Empathie, mit der wir uns in andere Menschen hineinversetzen können. Eine Gruppe italienischer Forscher entdeckte 1994 die sogenannten Spiegelneuronen innerhalb des Neokortex.

Diese spezialisierten Zellen ermöglichen einem Menschen, sich in seine Mitmenschen einzufühlen und sie nachzuahmen, u.a. eine wichtige Voraussetzung für den Spracherwerb. Sie haben sicher schon beobachtet, dass zwei Menschen, die sich sympathisch sind, oft die gleiche Körperhaltung einnehmen und auch nicht selten die gleichen Worte benutzen. Sogar mit dem Gähnen kann man einander „anstecken".

Aber die Spiegelneuronen erzeugen nicht nur Synchronie, sondern lassen uns auch die emotionale Verfassung unserer Mitmenschen erspüren. Das gilt sowohl für positive als auch für negative Zustände. Freude kann uns genauso anstecken, wie depressives Verhalten, Stress oder Wut.

Kennen Sie das, wenn Sie einen Raum betreten, die „dicke Luft" darin spüren und am liebsten gleich wieder umdrehen würden?

Sicher ist Ihnen auch der ein oder andere Mensch bekannt, der es immer wieder schafft, Sie schon nach wenigen Minuten stimmungsmäßig nach unten zu ziehen. Energieräuber

nutzen die Eigenschaften der Spiegelneurone, um sich auf Ihre Kosten mit neuer Energie aufzuladen. Überlegen Sie sich also gut, mit welchen Menschen Sie sich umgeben wollen, vor allem dann, wenn Sie auf dem Weg der Heilung sind und Ihr Nervensystem gerade lernt, sich neu zu regulieren.

Für den Prozess der Selbstheilung sind vor allem Menschen hilfreich, die selbst über ein ausgeglichenes Nervensystem verfügen.

Damit wir uns bei ihnen mit dem Gefühl von Sicherheit „anstecken" können.

Deshalb sind harmonische und fröhliche Stunden mit Gleichgesinnten so wertvoll, egal ob bei einem Kaffeekränzchen, beim Spazierengehen oder beim Sport treiben und besonders beim gemeinsamen Singen.

Kennen Sie mindestens einen Menschen, der Ihnen ein Gefühl von Sicherheit gibt?

Das kann ein Therapeut sein oder eine gute Freundin. Haben Sie Menschen um sich, die mit Ihnen auf gleicher Frequenz schwingen? In deren Gegenwart Sie sich einfach wohlfühlen?

Und kennen Sie mindestens einen Menschen, bei dem Sie Ihre Gefühle zeigen können, ohne dafür gleich bewertet zu werden?

Der Sie auch mit Ihren Schwächen mag? Und der Ihnen Gegenüber eigene Schwächen ehrlich zugibt?

Herzlichen Glückwunsch, denn damit haben Sie einen Hauptgewinn gezogen und einen wertvollen Unterstützer auf dem Weg der Koregulation Ihres Nervensystems gewonnen.

## Das autonome Nervensystem

Das autonome Nervensystem besteht aus zwei Gegenspielern, von denen Sie sicher schon gehört haben: aus dem Sympathikus und dem Parasympathikus.

Der Sympathikus ist verantwortlich für die Steigerung unserer Aktivität. Er erhöht den Puls und die Atemfrequenz, damit unserem Körper für Kampf- oder Fluchtreaktionen ausreichend Energie zur Verfügung steht. Gleichzeitig bringt er die Verdauung weitgehend zum Erliegen, um diese Energie für unsere Verteidigung einzusparen.

Sein Gegenspieler, der Parasympathikus sorgt dafür, dass die verbrauchte Energie wieder aufgefüllt wird, indem er den Puls und die Atmung wieder zur Ruhe bringt und die Verdauung wieder in Gang setzt.

Bis vor kurzem ging die Wissenschaft davon aus, dass der Sympathikus alle Störungen im Nervensystem verursacht, während der Vagusnerv als Hauptnerv des Parasympathikus der „gute Kerl" ist und alles wieder in Ordnung bringt. Aber ganz so einfach liegen die Dinge doch nicht. Aber lesen Sie selbst.

# Die Polyvagaltheorie - Drei Möglichkeiten unseres autonomen Nervensystems

Bis Stephen W. Porges die Polyvagaltheorie beschrieb, galt der Vagusnerv als eine Nervenbahn, die ausschließlich für Gesundheit, Wohlbefinden und Heilung sorgt.

Inzwischen hat sich herausgestellt, dass es zwei Vagusäste gibt, die unterschiedliche Aufgaben im autonomen Nervensystem wahrnehmen. Sie entspringen sogar an zwei verschiedenen Stellen: der entwicklungsgeschichtlich jüngere Vagusast vorne (ventral) und der ältere hinten (dorsal) am Hirnstamm.

Danach verteilen sich beide Äste gleichmäßig nach rechts und links. Man kann den vorderen Vagusast vom hinteren unterscheiden, weil er eine Myelinschicht besitzt.

Das ist eine weiße Schicht, die hauptsächlich aus Fett und Eiweiß besteht und die Übertragung der Nervenimpulse beschleunigt.

Der vordere Vagusast ist für die positiven Wirkungen des Parasympathikus auf den Organismus verantwortlich. Dagegen kann der hintere Vagusast zu Erstarrung, gehemmter Atmung und verlangsamter Herzfrequenz bis hin zu Atem- und Herzstillstand führen. Man findet diesen Totstellreflex schon bei Reptilien und bis heute noch bei Säugetieren. Wenn die Beute sich nicht mehr bewegt, verlieren Raubtiere oft das Interesse.

Aus diesem Grund initiiert der hintere Vagusast ein plötzliches Erschlaffen der Muskulatur, verbunden mit kaum wahrzunehmender Atmung und verlangsamtem Herzschlag.

Mit dieser Überlebensstrategie hat der alte Vagusast schon manche Gazelle vor dem Löwen und manche Maus vor der Katze gerettet.

Bis zur Entdeckung des vorderen und hinteren Vagusastes waren nur zwei Reaktionsmöglichkeiten des autonomen Nervensystems bekannt: die Erregung durch den Sympathikus und die Entspannung durch den Parasympathikus. So ist es bei Reptilien auch heute noch, sie haben nur zwei Verteidigungsstrategien - Mobilisation (Flucht oder Kampf) oder Erstarrung.

Menschen dagegen sind wie alle Säugetiere soziale Wesen.

Daher bietet der Schutz der Herde eine dritte Verteidigungsstrategie. Diese zusätzliche Möglichkeit, um Gefahren aus dem Weg zu gehen, steht allen in Gemeinschaft lebenden Tieren zur Verfügung. So erweitert sich das Spektrum des autonomen Nervensystems also auf mindestens drei Möglichkeiten: soziales Verhalten, Erregung durch Angst (Kampf oder Flucht) und Erstarrung durch Angst.

Die Polyvagaltheorie erklärt, warum Menschen so unterschiedlich auf das gleiche Ereignis reagieren. Für mich war diese Theorie ein entscheidendes Aha-Erlebnis in meinem Leben. Endlich verstand ich, warum es so schwierig ist, das eigene Verhalten zu verändern.

Und warum wir immer wieder in alte Muster zurückfallen und auf Stress beispielsweise mit Süchten, Angst, Aggression oder depressivem Verhalten reagieren.

Diese Muster haben nichts mit psychischer Schwäche oder persönlichem Versagen zu tun, sie sind Überlebensstrategien unseres Nervensystems. Welche Erleichterung!

Wie unser Nervensystem auf ein Ereignis reagiert, welchen der drei Regelkreise es dafür benutzt, darauf haben wir keinerlei bewussten Einfluss. Wer das erst einmal verstanden hat, kann aufhören, sich mit Selbstoptimierung zu gängeln. Und stattdessen anfangen, sich liebevoll um eine zunehmende Sicherheit in seinem Nervensystem zu kümmern.

Zum besseren Verständnis erkläre ich die Regelkreise des Nervensystems stark vereinfacht, besonders die Mediziner und Wissenschaftler unter Ihnen mögen hier bitte nachsichtig mit mir sein.

Wer ausführliche wissenschaftliche Informationen dazu nachlesen möchte, dem empfehle ich das Buch „Die Polyvagaltheorie und die Suche nach Sicherheit" von S. W. Porges.

## Das soziale Nervensystem - der Regelkreis des vorderen Vagusastes

Wir Menschen sind soziale Wesen, die Schutz und Sicherheit innerhalb ihrer „Herde" brauchen. Unser autonomes Nervensystem versucht daher immer zuerst über den vorderen Vagusast und die mit ihm verknüpften Hirnnerven auf Umweltreize zu reagieren. Dieser Regelkreis wird auch soziales Nervensystem (Soziales Engagement System) genannt. Hier fließt unsere Atmung ruhig und gleichmäßig, unser Herz schlägt ruhig und unsere Muskulatur ist entspannt, aber nicht erschlafft. Hier steht uns genügend Energie für Regenerationsprozesse zur Verfügung. Auch die Verdauung funktioniert einwandfrei. Es werden Hormone wie Oxytocin und Vasopressin ausgeschüttet, welche unser soziales Verhalten unterstützen. Lockere und bewegliche Gesichtsmuskeln ermöglichen eine ausdrucksstarke Mimik. Auch unsere Stimme klingt entspannt und melodisch. Unser Gehör ist auf die menschliche Stimme ausgerichtet. Wir fühlen uns mit anderen Menschen verbunden und können den Ausdruck von Gesichtern und Stimmen richtig deuten.

Der Regelkreis des sozialen Nervensystems schafft so die besten Bedingungen für eine gelingende Kommunikation, aber auch für Entwicklungsprozesse, Erholung und Selbstheilung.

Die Grundlage für das soziale Nervensystem ist das Erleben von Sicherheit und Verbundenheit mit anderen Menschen. Gelingt dies, schüttet unser Gehirn Dopamin als Belohnung aus, was diesen sozialen Regelkreis weiter unterstützt.

## Aktivierung durch Angst- der Regelkreis des Sympathikus

Empfinden wir eine Situation dagegen als bedrohlich, aktiviert unser autonomes Nervensystem durch Angst den Regelkreis des Sympathikus. Dieser erzeugt eine hohe Erregung, damit wir uns vor Angriffen und Grenzverletzungen schützen können.
Der Sympathikus beschleunigt unsere Atmung, das Herz schlägt schneller und unser Körper schüttet Stresshormone wie Adrenalin aus.
Die Gesichts- und Nackenmuskeln sind jetzt stark angespannt, was langfristig zu Nackenverspannungen und Kopfschmerzen führen kann. Unsere Stimme ist eher hoch oder sogar schrill. Das Gehör wird von der Wahrnehmung der menschlichen Stimme auf die Wahrnehmung von hohen oder tiefen Gefahrengeräuschen umgestellt. Dadurch kann es passieren, dass wir
die Aussagen anderer Menschen falsch bewerten und dementsprechend überreagieren. Auch den Gesichtsausdruck und die Gestik unseres Gegenübers können wir jetzt nicht mehr so gut deuten. Wir sind auf Verteidigung programmiert.

Aus einem Gespräch wird plötzlich ein Streit. Wenn wir beispielsweise eine Kritik als Angriff auf unsere Persönlichkeit bewerten, verteidigen wir uns mit Worten oder schlimmstenfalls auch mit körperlicher Gewalt. Wählt unser Nervensystem die Flucht, dann reagieren wir beleidigt, distanzieren uns innerlich oder verlassen tatsächlich den Raum oder sogar die Beziehung.

Damit alle Energie für Flucht oder Kampf zur Verfügung steht, wird die Verdauung im Regelkreis des Sympathikus gedrosselt. Daraus können Beschwerden wie Verstopfung oder Durchfall entstehen. Sie kennen dieses Phänomen sicher aus Prüfungssituationen.

Langfristig kann das jedoch zu einer verminderten Nährstoffaufnahme, zu einer Verschiebung des Bakteriengleichgewichts im Darm und schlimmstenfalls bis hin zu einem Reizdarmsyndrom führen.

Sobald die Gefahr vorbei ist oder sich die Situation als ungefährlich herausgestellt hat, schaltet ein gut reguliertes Nervensystem wieder in den Regelkreis des vorderen Vagusnervs zurück. Wie schnell uns das gelingt, hängt von unseren bisherigen Erfahrungen mit gefährlichen Situationen ab, insbesondere von unseren Kindheitserfahrungen:

Gab es Menschen, die uns Sicherheit vermitteln konnten, weil sie sich selbst in ihrem Körper sicher fühlten? Haben wir uns willkommen und geliebt gefühlt? Wurden unsere Bedürfnisse nach Nähe und Geborgenheit befriedigt? Haben wir erlebt, dass wir durch eigenes Handeln auch schwierige Situation bewältigen können?

Wenn sich unser Nervensystem zu oft oder zu lange im Kampf- oder Fluchtmodus befindet, beutet dies dauerhafte Anspannung für unseren Körper. Es fühlt sich an wie ein Hamsterrad, das man selbst nicht mehr stoppen kann. Dadurch lernt unser autonomes Nervensystem, auf neue Herausforderungen immer sensibler mit wachsender Erregung zu reagieren.

Wir haben weniger Energie für Enwicklungs- und Regenerationsprozesse frei. Außerdem beeinflusst dauerhafter Stress unser Gedächtnis und unsere Fähigkeit zu denken negativ. Das macht Lernprozesse deutlich anstrengender. Wie Sie aus diesem Teufelskreis wieder herauskommen können, beschreibe ich im Kapitel über „Selbstregulation und Koregulation".

## Erstarrung durch Angst - der Regelkreis des hinteren Vagusastes

Bewertet unser Nervensystem eine Situation sogar als lebensgefährlich, schaltet es in den Regelkreis des hinteren (alten) Vagusastes. Das ist eine Reaktion, die schon Reptilien zeigen: Rückzug und Erstarrung durch Angst. Ohnmacht, Dissoziation und Schock als lebensbedrohlicher Zustand sind extreme Beispiele für die Erstarrung.

Dabei ist es individuell sehr unterschiedlich, welche Situation als überwältigend empfunden wird. Das hängt wieder von unseren bisherigen Erfahrungen ab, aber auch unser derzeitiger Gesundheitszustand und unser soziales Umfeld spielen eine wichtige Rolle.

Ich gehe im Kapitel über Trauma noch etwas näher darauf ein, welche Ressourcen uns in gefährlichen Situationen vor einer Überwältigung unseres Nervensystems schützen können.

In einem überwältigten Zustand ist unsere Herzfrequenz niedrig, wir atmen flach oder halten die Luft sogar ganz an. Unsere Haut wirkt blass und kalt und unsere Muskeln haben einen geringen Tonus. Die Hände können schlaff, feucht und kalt sein wie ein toter Fisch. Unsere Augen verlieren ihre Strahlkraft und unsere Stimme klingt eher monoton. Das Gesicht wirkt irgendwie teilnahmslos, besonders im mittleren Drittel.

Haben Sie schon mal ein Lächeln beobachten können, bei dem die Augen nicht beteiligt sind? Wenn der hintere Vagusast aktiv ist, ziehen wir uns von anderen Menschen zurück und zeigen kaum noch Eigenaktivität. Es gelingt uns nicht mehr, anderen Menschen in die Augen zu schauen. Depressive Menschen äußern oft, dass sie sich wie erstarrt fühlen. Hirnforscher haben entdeckt, dass seelische Schmerzen die gleichen Schmerzzentren im Gehirn aktivieren wie körperliche Schmerzen. Im Regelkreis des hinteren Vagusastes schüttet unser Körper Opioide aus, um diese Schmerzen zu betäuben. Das ist für den Moment hilfreich, kann allerdings eine Art Abhängigkeit erzeugen, welche uns in erstarrten Zuständen verharren lässt. Das ist eine mögliche Erklärung dafür, warum wir manchmal in selbstverletzendem Verhalten und depressiven Gedankenmustern festhängen. Sie geben uns auf ihre Weise Sicherheit und werden damit zu einer Komfortzone, die wir nur schwer verlassen können.

# Wie sich die Angst in unserem Körper zeigt

Das begleitende Gefühl für den Regelkreis des Sympathikus und den Regelkreis des hinteren Vagusastes ist immer die Angst. Sie entsteht in der Amygdala, einem Teil des Limbischen Systems. Zunächst einmal ein sehr wertvolles Gefühl, weil es unseren Körper in Sekundenschnelle für die Verteidigung vorbereitet und uns vor realen Gefahren wie Unfällen beschützt.

Was aber, wenn wir aufgrund von alter im Nervensystem abgespeicherter Angst immer häufiger im Verteidigungsmodus sind, obwohl gar keine reale Gefahr mehr besteht?

Besonders in den ersten Lebensjahren empfinden Kinder sehr viele Dinge als gefährlich. Das Gefühl, von den Eltern abgelehnt zu werden bedeutet aufgrund der kindlichen Abhängigkeit Lebensgefahr. Das Gleiche ist der Fall, wenn wichtige Bedürfnisse wie Nahrung, Berührung und Nähe nicht unmittelbar befriedigt werden. Das Erleben solcher (alten) Ängste wird in unserem Körper gespeichert und kann durch bestimmte Situationen oder Menschen angetriggert (neu ausgelöst) werden.

Wissenschaftler forschen darüber, wie unsere Zellgewebe und hier besonders die Faszien (das Bindegewebe) als eigenständiges Organ Informationen der Angst in unserem Körper speichern und durch Nervenzellen ans Gehirn zurückmelden. Der Humanbiologe Schleip und die Neurophysiologin Jäger führten ein interessantes Experiment dazu durch.

Sie gaben Stresshormone auf isoliert aufgespannte Faszien. Diese zogen sich sofort zusammen und verhärteten.

Die Reaktion der Faszien betrachten Schleip und Jäger als wichtige Ursache für schmerzhafte Verspannungen im Körper. Eine Reaktion aufgrund von Stress, möglicherweise aufgrund von alten Emotionen.

So haben beispielsweise Patienten mit Rückenschmerzen oft verdickte Faszien in diesem Bereich.

Was bedeutet das Wort Stress eigentlich? Ist es vielleicht nur ein allgemein akzeptierter Begriff für Angst? In unserer modernen Gesellschaft ist es normal und sogar angesehen, Stress zu haben. Angst dagegen gibt niemand gerne zu. Aber warum lassen wir uns so hetzen? Von den Erwartungen anderer Menschen und v.a. auch von unseren eigenen Erwartungen? Wir haben Angst,

nicht gut genug zu sein. Oder Angst, von anderen Menschen abgelehnt zu werden. Wir haben Angst, alleine gelassen zu werden. Ja, oft haben wir sogar Angst vor der Angst.

Die Corona Pandemie beispielsweise brachte zahlreiche menschliche Ängste zum Vorschein. Viele Menschen haben große Angst zu leiden und zu sterben.

Oder davor, anderen zu schaden. Viele Menschen haben Angst, ihre Existenzgrundlage zu verlieren. Oder vor der Einsamkeit. Viele Menschen haben Angst, ihre Freiheit zu verlieren. Oder alles, was ihnen bis dahin Freude bereitet hat wie gemeinsames Singen, Tanzen und sportliche Aktivitäten. Viele Menschen haben Angst um ihre Eltern und Großeltern.

Oder um die Entwicklung ihrer Kinder. All diese Ängste bringen die Menschen in den Regelkreis von Kampf/Flucht oder Erstarrung. Das erklärt vielleicht die vielen Kämpfe in Form von unerbittlichen Diskussionen und Anfeindungen zwischen Menschen, die bisher friedlich miteinander gelebt haben. Manchmal sogar innerhalb von Familien.

Jeder von ihnen reagiert aufgrund seiner real im Nervensystem erlebten Angst. Sie erinnern sich, dass in den Regelkreisen der Angst unsere höheren Hirnteile nicht mehr so gut erreichbar sind? Mir hilft diese Erkenntnis sehr, das Verhalten von Menschen zu verstehen und nachsichtig zu sein. Nachsichtig mit mir selbst und nachsichtig mit anderen Menschen.

Ich lade Sie dazu ein, Ihren Alltag einmal auf seine größten Stressfaktoren zu überprüfen. Schreiben Sie diese auf und fragen Sie sich dann: Welche Angst steckt dahinter?

Und bitte seien Sie nachsichtig und liebevoll mit sich, wenn Sie Ihre Ängste aufdecken. Was Sie gerade ans Licht bringen, sind keine Schwächen Ihres Charakters, sondern körperliche Vorgänge in Ihrem Nervensystem.

Wenn Sie das verstanden haben, können Sie einen neuen Weg einschlagen. Den Weg der Selbst- und Koregulation Ihres Nervensystems, der Sie aus der Erregung und Erstarrung durch Angst herausführt.

# Selbstregulation und Koregulation - der Weg zurück zu Gesundheit und Wohlbefinden

Manchmal befinden wir uns in einer Sackgasse. Jedes Mal, wenn unser autonomes Nervensystem eine Situation als gefährlich oder überwältigend bewertet, legt es den vorderen Vagusast und damit unser soziales Nervensystem still. Das häufige Umschalten auf Erregung oder Erstarrung durch Angst hat einen hohen Preis.

Es kostet uns auf Dauer unser Wohlbefinden und unsere Gesundheit. Daher lohnt es sich, den Selbstheilungsnerv zu trainieren. Wenn Sie lernen, das innere Gleichgewicht möglichst schnell wiederherzustellen, können Sie mit stressigen oder triggernden Situationen immer gelassener umgehen. Die körperliche Erfahrung, dass nach einer Erregung wieder eine Entspannung folgt, macht Ihr Nervensystem zunehmend widerstandsfähiger.

Und flexibel wie Grashalme, welche sich vom Sturm biegen, aber nicht abreißen lassen. Sie kehren immer schneller in den Regelkreis des sozialen Nervensystems zurück. Dadurch erleben Sie wieder mehr Verbundenheit mit anderen Menschen. Ihr Körper und Ihre Seele erhalten wieder die Gelegenheit, sich zu erholen, zu regenerieren und zu gesunden.

Unser Nervensystem kann Sicherheit neu erlernen. Dieser Prozess der Selbstregulation passiert vorwiegend über unseren Körper. Erinnern Sie sich daran, dass der Vagusnerv zu 80 % afferent ist?

Wenn wir es schaffen, unseren Körper wieder mehr zu spüren und angenehme Körperempfindungen zu erzeugen, meldet der Vagus ans Gehirn: Hier ist alles in Ordnung.

Worauf das Gehirn Botenstoffe ausschüttet, die entspannt und glücklich machen.

Der erste Schritt dafür ist, die Sprache des Körpers neu zu erlernen. Machen Sie dafür öfter einen Bodyscan. Am besten führen Sie diese Übung jeden Abend vor dem Einschlafen durch, sie funktioniert anfangs sowieso am besten im Liegen.

Spüren Sie nacheinander in alle Körperteile von Kopf bis Fuß hinein: Lenken Sie Ihre Aufmerksamkeit zuerst auf Ihre Zehen, dann auf Ihre Füße, dann auf Ihre Unterschenkel usw. Wie fühlt sich beispielsweise Ihre rechte große Zehe an?

Finden Sie Worte dafür. Meistens ist uns die Sprache des Reptiliengehirns recht fremd. Wir unterscheiden warm und kalt, vielleicht noch entspannt und angespannt. Aber es gibt noch so viel mehr zu spüren. Unsere Körperteile können sich kribbelnd, strömend, ziehend, gefühllos, stechend, dumpf, hart, weich, pulsierend, pochend, schwer, leicht, hell, dunkel, eng, weit usw. anfühlen.

Versuchen Sie dabei nicht zu bewerten. Alle Empfindungen dürfen da sein. Ein Verurteilen schickt sie nur wieder in den Untergrund, wo sie Ihren Vagusnerv unbewusst beeinflussen. Ein aufmerksames Beobachten dagegen bringt sie zum Fließen.

Wenn Ihre Gedanken dabei abschweifen, kommen Sie einfach wieder mit der Aufmerksamkeit zum Körper zurück, sobald Sie einen Gedanken-Umweg bemerken. Wenn es Ihnen schwerfällt, mit der Wahrnehmung bei Ihrem Körper zu bleiben,

können Sie auch einen angeleiteten Bodyscan durchführen. Sie finden solche Audiodateien von verschiedenen Körpertherapeutinnen im Internet. Integrieren Sie den Bodyscan am besten gleich ab heute in Ihren Alltag.

Je besser und feiner Sie Ihre Körperempfindungen spüren können, umso leichter werden Ihnen die Vagus Übungen aus dem Kapitel „Vagus Übungen zur Selbsthilfe" fallen.

Natürlich funktioniert der Weg der Selbstregulation auch anders herum, also vom Gehirn zum Körper, aber eben nur zu 20%. Sie können positive Glaubenssätze denken und beeinflussen damit den Zustand Ihres Körpers. Mich hat z.B. der hilfreiche Glaubenssatz „Ich bin in Sicherheit" von Luise Hay unterstützt, als ich mit einer ständig wiederkehrenden Blasenentzündung zu kämpfen hatte. Dauerhafte Veränderungen erlebte ich aber erst, als ich meinen Körper mit auf die Reise nahm.

Manchmal kommt man an dieser Stelle alleine nicht weiter. Wenn unser Nervensystem ständig zwischen Erregung und Erstarrung hin und her pendelt, brauchen wir die Hilfe von anderen Menschen, welche selbst über ein reguliertes Nervensystem verfügen. Sie erkennen diese Menschen daran, dass sie eine ruhige Präsenz und Gelassenheit ausstrahlen und Ihr Nervensystem daher mit dem Gefühl von Sicherheit anstecken können.

Grundlage für diesen Prozess der Koregulation sind unter anderem die Spiegelneurone, deren Wirkung Sie im Kapitel über das Gehirn schon kennengelernt haben.

Koregulation passiert übrigens auch wenn Sie Ihr Haustier streicheln. Besonders Katzen sind Meister der Entspannung. Mit einer schnurrenden Katze auf dem Schoß kann mein Vagus gar nicht anders, als meinem Gehirn Wohlfühlsignale zu senden. Haustiere wie Pferde, Hunde und Katzen sind überhaupt gute Sparringspartner für Ihr Vagustraining.

Sofern sie nicht durch Menschen traumatisiert wurden, verfügen Tiere über ein gut reguliertes Nervensystem. Sie spiegeln Ihnen Ihren eigenen Zustand ohne zu bewerten. Sie hören zu ohne dazwischen zu quatschen, zeigen bedingungslose Zuneigung und sind frei von jeglicher Verurteilung. Sollten Sie also im Moment nur Menschen um sich haben, die gestresst oder in der Angst gefangen sind, hoffe ich für Sie, dass Sie wenigstens ein Haustier an Ihrer Seite haben.

Was wir von Tieren noch über den Vagusnerv lernen können,

ist wie man aus Zuständen von Erregung und Erstarrung wieder herauskommt.

Haben Sie schon mal ein Tier beobachtet,

dass sich von einer lebensbedrohlichen Situation erholt? Beispielsweise eine Gazelle in einer Tierdokumentation? Nachdem sie sich durch den Totstellreflex vor dem Zubeißen des Löwen gerettet hat, beginnt sie heftig zu zittern.

Und zwar so lange, bis die ganze Erregung aus dem Nervensystem heraus ist. Danach führt sie ihr ganz normales Gazellenleben innerhalb der Herde weiter, als ob nichts gewesen ist.

Beim Menschen ist dieses gesunde Verhaltensmuster oft blockiert, dummerweise durch unsere hochentwickelten Hirnteile. Während Tiere den Stress aus ihrem Körper heraus schütteln, versucht sich der Mensch die Situation mit dem Verstand zu erklären.

Auf diese Weise bleibt die Erregung in unserem Körper stecken und sorgt dort für verspannte Muskeln und verfilzte Faszien.

Dadurch führen bedrohliche Ereignisse bei Menschen oft zu Trauma. Der Psychotherapeut Peter Levine beschreibt in seinem Buch „Sprache ohne Worte" eindrucksvoll, wie er traumatisierte Patienten auf ihrem Heilungsweg begleitet.

Er schafft durch seine Therapiesitzungen eine Atmosphäre der Sicherheit und ermutigt sie dann, wieder mehr den Impulsen ihres Körpers zu vertrauen. Viele Patienten spüren eine deutliche Erleichterung,

nachdem sie das Zittern und andere Impulse aus dem Nervensystem zulassen konnten. Im Kapitel „Vagus Übungen zur Selbsthilfe" finden Sie eine einfache Übung, die dem Zittern ziemlich ähnlich ist und die Sie jederzeit allein zu Hause durchführen können, wenn sich mal wieder zu viel Stress in Ihrem Körper angesammelt hat.

# Wie Sie die Vagusbremse aktivieren

Die Leistung des Vagus, unsere Herzfrequenz je nach Anforderung zu erhöhen oder zu bremsen, ohne in Verteidigungsmodi hinüber zu wechseln, nennt man Vagusbremse.

Damit macht der vordere Vagusast Erregung möglich, ohne dass der Sympathikus hochgefahren werden muss. Auf diese Weise können wir beispielsweise miteinander diskutieren, ohne einander zu verletzen. Wir können nein sagen und damit unsere Grenzen schützen, ohne uns zu rechtfertigen.

Wir können Kritik konstruktiv bewerten, ohne uns angegriffen zu fühlen. Wir können unsere Meinung sagen, ohne andere Menschen zu verletzen. Und wir können faire sportliche Wettkämpfe austragen.

Die Vagusbremse ermöglicht eine Mobilisation unseres Körpers, die frei von Angst ist. Sie können diese Fähigkeit besonders bei sportlichen Spielen wie z.B. beim Badminton trainieren.

Wenn Ihnen die Freude am gemeinsamen Spiel und an der körperlichen Betätigung wichtiger wird als das Gewinnen, ist ihre Vagusbremse gut mit von der Partie.

Auch Paartanz ist ein tolles Übungsfeld. Mit einer trainierten Vagusbremse können Sie sich beim Führen und Folgen auf Ihren Partner einlassen und gewinnen zunehmend Spaß daran.

Ich habe allerdings bei einigen Tanzstunden auch schon Paare erlebt, deren Nervensysteme sich eindeutig im Kampfmodus befanden.

Ein aktiver vorderer Vagusast ermöglicht nicht nur Mobilität ohne Angst, sondern auch immobile Zustände ohne Erstarrung. Das ist eine wichtige Voraussetzung für einen erholsamen Schlaf, für Phasen der Stille in unserem Alltag und nicht zuletzt für Intimität und Hingabe in unserer Sexualität.

Doch in unserem stressigen Alltag fällt es vielen Menschen zunehmend schwer, auch die Stille auszuhalten oder sie sogar zu genießen.

Ich habe von einem Experiment gehört, bei dem Menschen in einem stillen, völlig reizlosen Raum saßen. Sie hatten lediglich die Möglichkeit, sich auf Knopfdruck leichte Stromstöße zu versetzen. Das erstaunliche Ergebnis des Experiments war, dass sich die Mehrzahl der Versuchspersonen schon nach wenigen Minuten für die Stromstöße entschied. Erschreckend, oder?

Meiner Meinung nach ein Zeichen dafür ist, dass immobile Zustände in unserem Nervensystem vorwiegend mit unangenehmen Angst-Erfahrungen verknüpft sind. Die Entkopplung von Ruhezuständen und Angst können Sie durch verschiedene Entspannungstechniken wie z.B. Autogenes Training, Progressive Muskelrelaxation und Meditation trainieren.

Dabei ist es von großem Vorteil, wenn Sie diese Technik zu einer Zeit einüben, in der es Ihnen relativ gut geht. Es dauert nämlich ein paar Wochen, bis man die entspannende Wirkung zuverlässig erreicht. Erst dann kann die Technik im Notfall sofort wirken.

Im Kapitel „Vagus Übungen zur Selbsthilfe" beschreibe ich einige Atemübungen und Meditationen, die durch die Verbindung mit Stimme besonders wirkungsvoll sind.


## Welche Ressourcen uns vor Trauma schützen können

Wenn unser Nervensystem durch ein lebensbedrohliches Ereignis oder mehrere sich wiederholende überwältigende Situationen in einen dysregulierten Zustand versetzt wird, kann aus unverarbeiteter Erregung und Erstarrung Trauma entstehen. Bessel van der Kolk bezeichnet Trauma in seinem gleichnamigen Buch sehr treffend als „Verkörperten Schrecken". Betroffene Menschen beschreiben diesen Zustand oft als ein Abgeschnitten-Sein von der Welt - eine emotionale Taubheit,

die mit physiologischer Übererregung und Flashbacks einher geht. Der Weg aus dem Trauma heraus ist langwierig und dauert oft Jahre oder Jahrzehnte.

Wenn Sie weitere hilfreiche Literatur zu diesem Thema suchen, empfehle ich Ihnen die Bücher des Trauma-Experten Peter Levine.

An dieser Stelle möchte ich lediglich darauf eingehen, warum nicht jedes Nervensystem mit posttraumatischen Belastungsstörungen reagiert. Eine Möglichkeit kennen Sie schon, das Zulassen des physiologischen Zitterns direkt nach dem Ereignis oder später in Begleitung von Therapeuten.

Wovon hängt es noch ab, ob wir aus dem Teufelskreis der Angst wieder herausfinden?

Die folgende wahre Begebenheit gibt darauf ein paar Antworten. Im Buch „Trauma-Heilung - Das Erwachen des Tigers" beschreibt Peter Levine die Entführung von Schulkindern aus einem Bus in Kalifornien. Die Kinder wurden von ihren Entführern in einen Steinbruch eingesperrt. Nach der Flucht aus diesem Gefängnis zeigten alle Kinder starke Traumasymptome, bis auf einen dreizehnjährigen Jungen mit dem Namen Bob.

Was unterschied diesen Jungen von den anderen Kindern? Welche Ressourcen standen ihm zur Verfügung, die den anderen Kindern fehlten?

Nachdem die Kinder sich bereits einen Tag in ihrem Gefängnis aufgehalten hatten, stürzte die Decke des Steinbruchs ein. Während alle anderen in Panik verfielen oder vor Schreck erstarrten, wurde Bob aktiv. Er brachte einige Kinder dazu, gemeinsam mit ihm einen Tunnel nach draußen zu graben. Dadurch gelang letztendlich allen die Flucht. Während also die meisten Kinder im Regelkreis der sympathischen Erregung oder im Regelkreis der Erstarrung gefangen waren, gelang es Bob, diese beiden Systeme über sein soziales Nervensystem zu regulieren. Dadurch setzte er seine Erregung in sinnvolle Aktivität um, welche zur Bewältigung der bedrohlichen Situation führte. Ich kenne Bob nicht, aber ich vermute, dass er in einem stabilen sozialen Umfeld aufwuchs mit Menschen, die ihn zum eigenen Tun ermutigten und ihm damit Erfolgserlebnisse ermöglichten.

Ob ein Mensch in der Lage ist, auch in bedrohlichen Situationen über den vorderen Vagusast zu reagieren, ist von folgenden inneren und äußeren Faktoren abhängig:

- wie lebensbedrohlich das Ereignis wahrgenommen wird, wie lange es dauert und ob es sich wiederholt
- wie alt der Mensch ist und welche Reife sein Nervensystem daher hat, so kann beispielsweise für ein Baby schon das Alleinsein in einem Raum lebensbedrohlich sein, da es noch keine Form der Selbstregulation beherrscht
- welchen Lebenshintergrund der betroffene Mensch zu diesem Zeitpunkt hat: wie stabil sein soziales Umfeld ist, wie es mit seiner psychischen Gesundheit, seinem Wohlbefinden und seinem momentanen Stresslevel aussieht
- wie stabil seine physische Gesundheit ist und wie es um seine körperliche Fitness bestellt ist
- welche hilfreichen Persönlichkeitseigenschaften bei diesem Menschen ausgeprägt sind wie beispielsweise Humor, Kreativität, Intelligenz, Selbstbewusstsein und Talente für Musik, Kunst oder Bewegung
- welche Hilfsmittel ihm zur Verfügung stehen, wie z.B. Werkzeuge, beruhigende Gegenstände oder der sichere Ort am Körper
- ob eine spirituelle Anbindung vorhanden ist: ob der Mensch an etwas glaubt, das größer ist als er selbst oder Verbundenheit mit etwas spürt, das ihm Vertrauen und Frieden schenkt

- welche Erfahrungen der Mensch bisher mit der Lösung von schwierigen Situationen gemacht hat und ob er gelernt hat, auch nach Misserfolgen weiterzumachen
- welche Fähigkeiten und Fertigkeiten vorhanden sind, um sich in so einer Situation helfen zu können, z.B. Geschick oder Entspannungstechniken um den Körper zur Ruhe zu bringen
- die subjektive Beurteilung der Situation und das Vertrauen in die eigene Kraft, unabhängig davon ob diese realistisch sind

Es gibt also einige Ressourcen, auf die wir Einfluss haben. Auch wenn manche heftigen Ereignisse wie beispielsweise Krieg und Missbrauch jedes Nervensystem überfordern, können wir in anderen Fällen einiges dafür tun, um bei Bedrohungen die Vagusbremse zu aktivieren.

So kann es beispielsweise helfen, eine Selbstverteidigungstechnik zu erlernen, nicht nur um die entsprechenden Fähigkeiten und Fertigkeiten zu erwerben. Sondern auch um beim Üben die tatsächliche Erfahrung zu machen, selbst wehrhaft zu sein und damit Vertrauen in die eigene Kraft zu gewinnen.

Haben Sie ein paar Dinge in der Hinterhand, welche Ihnen das Gefühl geben handlungsfähig zu sein? Wie sieht es gerade mit Ihrer körperlichen Fitness aus? Mit welchen Maßnahmen senken Sie Ihr Stresslevel?

Suchen Sie sich Hilfe von Menschen in Ihrem Umfeld oder haben Sie den Anspruch, alles allein zu schaffen? Was war Ihr letztes Erfolgserlebnis? Was stärkt Ihr Selbstvertrauen? Nehmen Sie sich ruhig ein paar Minuten Zeit, um diese Fragen zu beantworten. Vielleicht schreiben Sie Ihre Antworten sogar auf. Eine wunderbare Übung besteht darin, sich jeden Abend vor dem Einschlafen noch einmal vor Augen zu führen, was an diesem Tag gut gelaufen ist. Dieses kleine Dankbarkeitsritual stärkt nicht nur Ihre positive Einstellung, es verhilft auch zu einem besseren Schlaf.

## Mögliche Wege zu Heilung und Selbstheilung

## Wie eine gesunde Ernährung den Vagus unterstützt

Haben Sie schon einmal vom Bauchgehirn gehört? So wird unser enterisches Nervensystem genannt. Es ist Teil des autonomen Nervensystems und besteht aus einem Geflecht von mehreren Millionen sympathischen und parasympathischen Nervenzellen, die den gesamten Verdauungstrakt durchziehen.

Diese autonomen Nervenfasern steuern sämtliche Verdauungsvorgänge und einige Funktionen des Immunsystems.

Der Vagusnerv ist wichtiger Teil der Darm-Hirn-Achse und verbindet so unser Bauchgehirn mit unserem Kopfgehirn.

Auch hier gehen wieder deutlich mehr Impulse vom Darm zum Gehirn als umgekehrt. Überwiegt dabei der sympathische Regelkreis, leidet auf Dauer unsere Darmflora.

Das kann im wahrsten Sinne des Wortes unglücklich machen. Die Bakterien der Darmflora zerlegen nicht nur unsere Nahrung in ihre verwertbaren Bestandteile, sie produzieren auch Vitamine und unterstützen das Immunsystem.

Außerdem produzieren sie wichtige Botenstoffe. Bifidobakterien stellen z.B. die Aminosäure Tryptophan her, einen wichtigen Baustein für das Glückshormon Serotonin.

Sinkt der Serotonin-Spiegel, sinkt auch unser seelisches Wohlbefinden. Dagegen tragen Laktobazillen dazu bei, den Spiegel des Stresshormons Kortisol zu senken. Ist der Kortisol-Spiegel zu hoch, erhöht sich unser Stressempfinden.

Daher lohnt es sich auf jeden Fall, das Bauchgehirn durch eine gesunde und abwechslungsreiche Ernährung zu unterstützen und neben Vitaminen besonders auf genügend Zink, Omega-3-Fettsäuren und Magnesium zu achten.

Nach der Einnahme von Antibiotika oder in besonders stressigen Zeiten kann es außerdem sinnvoll sein, die Darmflora durch die Einnahme von darmfreundlichen Bakterien zu unterstützen. Bei intakter Darmflora meldet der Vagus ans Gehirn: alles in Ordnung, worauf unser Gehirn wiederum mit glücksfördernden und stresssenkenden Botenstoffe antwortet.

# Medizinische Möglichkeiten der Vagusstimulation

## Hilfe bei Epilepsie

Früher nutzten Ärzte eine manuelle Technik, bei der sie durch Druck auf den Vagusnerv nahe der Halsschlagader den Blutdruck senkten. Es stellte sich heraus, dass man damit sogar epileptische Anfälle beeinflussen kann. Allerdings führte zu viel Druck bei einigen Patienten zur Ohnmacht.

Daher wird diese Technik heute kaum noch angewendet.

In den 80er Jahren entwickelte die moderne Medizin dann den Vagusnerv-Stimulator. Dieses Gerät wurde 1988 erstmals bei einem Epilepsiepatienten eingesetzt. Es besteht aus einem Pulsgenerator (einer Art Schrittmacher), der unterhalb des linken Schlüsselbeins unter die Haut implantiert wird und einer spiralförmigen Elektrode, welche im Halsbereich um den ca. 2-3 mm dicken Vagusnerv gelegt wird.

Hiermit wird der Vagus meist 30 Sekunden lang stimuliert, darauf folgt eine fünfminütige Pause, wobei die Stromstärke in den ersten Wochen nach und nach erhöht wird.

Die Patienten erhalten außerdem einen kleinen Magneten, mit dem sie zusätzliche Reizphasen auslösen können. Da viele Epileptiker spüren, wenn ein Anfall naht,

lässt sich dieser mit Hilfe des Stimulators manchmal noch verhindern.

Aufgrund der Risiken durch den operativen Eingriff unter Vollnarkose werden Vagusnerv-Stimulatoren bei Epilepsiepatienten erst am Ende der therapeutischen Kette eingesetzt, d.h. wenn andere medizinische Maßnahmen wie Medikamente nicht greifen.

Sobald die Batterie des Gerätes leer ist, muss der Stimulator durch eine weitere OP ausgetauscht werden. Außerdem wurden folgende Nebenwirkungen beobachtet: Heiserkeit während der Stimulation, Veränderungen der Stimme, Husten, Kurzatmigkeit, Schmerzen im Kehlkopfbereich und Schluckstörungen.

## Hilfe bei Depression, Migräne und weiteren Erkrankungen

Da viele Epileptiker zusätzlich an einer Depression leiden, fiel den behandelnden Ärzten bald auf, dass die Stimulation des Vagusnervs bei vielen Betroffenen auch die Stimmung verbesserte, sogar unabhängig davon, ob die Anfälle weniger wurden.

Es wird vermutet, dass die Impulse über den Vagusnerv eben auch das Limbische System beeinflussen. Wie Sie bereits wissen, sitzen dort unsere Emotionen.

Da klinische Studien diese Wirkung bestätigten, wurde der Vagus-Stimulator auch zur Behandlung von therapieresistenten Depressionen zugelassen. Dabei stellte sich heraus,

dass er ungefähr die gleiche Wirksamkeit wie Psychopharmaka besitzt.

Inzwischen gibt es Möglichkeiten der Vagusstimulation ohne operativen Eingriff. Hierbei wird der Vagusnerv über eine kleine Ohrelektrode stimuliert, die ähnlich wie ein Kopfhörer getragen wird. Der dazugehörige Pulsgenerator wird außen auf dem Halsbereich befestigt.

Eine andere Methode ist die elektrische Stimulation des Vagusnervs in Höhe der Halsschlagader.

Dabei wird ein handgroßes Gerät circa zwei Minuten lang an den Hals gehalten. Diese Methode ist in der EU für die Behandlung von primären Kopfschmerzen, Depressionen, Angststörungen und Epilepsie zugelassen. Außerdem hoffen Mediziner auf Heilungschancen bei Burnout, Alzheimer, rheumatoider Arthritis, Morbus Crohn und Cluster-Kopfschmerz.

Mich interessieren dabei v.a. die positiven Nebeneffekte, welche von Anfang an durch die Vagusstimulation erzielt wurden: eine Verbesserung der Stimmungslage,

ein stärkeres Gefühl von Wachheit und eine Erhöhung der Lebensqualität.

Und natürlich finde ich auch die Körperstellen spannend, die sich als besonders wirkungsvoll herausgestellt haben: der Hals im Bereich der Halsschlagader, der Bereich oberhalb des linken Schlüsselbeins und das Ohr.

Diese wissenschaftlichen Erkenntnisse können Sie für die Anwendung von sanften Massagen nutzen, welche völlig frei von störenden Nebenwirkungen sind. Anwendungsbeispiele dafür finden Sie im Kapitel über die „Vagus Übungen zur Selbsthilfe" des Buches.

## Weitere positive Effekte der Vagusstimulation

Wenn Sie sich die Aufgaben des Vagusnervs im Kapitel „Die Aufgabe des Vagusnervs" und die Liste der Symptome aus dem Kapitel „Symptome von Vagusstörungen" nochmals anschauen, ergeben sich daraus weitere Möglichkeiten für positive Effekte einer Vagusstimulation. Effekte, die bisher noch nicht ausreichend wissenschaftlich bewiesen sind und doch deutlich am eigenen Körper spürbar sein können. Sie wissen jetzt schon einiges über den Vagus, daher möchte ich Sie durch ein paar Fragen dazu ermutigen, eigene Antworten zu finden:

- Welche Auswirkungen hätte es auf unser Herz-Kreislauf-System, wenn ein aktiver Vagus unser Herz wieder dauerhaft ruhig und gleichmäßig schlagen ließe?

- Was passiert in unserem Körper, wenn wir durch eine vertiefte Atmung unseren Stoffwechsel ankurbeln? Welche positiven Auswirkungen hätte es auf unser Allgemeinbefinden, wenn wir die Übersäuerung unseres Körpers beseitigen?

- Wie können wir über einen aktivierten Vagus unsere Muskelspannung auf ein gesundes Maß regulieren und welche Auswirkungen hat das dann auf Verspannungen in unserem Körper und die daraus resultierenden Schmerzen?

- Welche Wirkung hat der Vagusnerv über die Darm-Hirn-Achse auf unser Bauchgehirn und damit auf unser Immunsystem? Wie kann das bei der Abwehr von Viren und Bakterien helfen?

- Welchen Einfluss hat ein funktionierender Vagus, der die Ausschüttung von entzündungshemmenden Botenstoffen anregt, auf entzündliche Erkrankungen wie Allergien, Entzündungen der Haut, Arthritis und Asthma? Oder sogar auf Autoimmunerkrankungen?

- Welche Auswirkungen hat es auf unsere psychische Gesundheit, wenn uns ein regulierter Vagus wieder einen regelmäßigen erholsamen Schlaf verschafft?

- Wie beeinflusst der Selbstheilungsnerv über das Limbische System unser Gedächtnis und unsere Konzentrationsfähigkeit?

- Was passiert mit unserer Lebenszufriedenheit, wenn wir aktiv etwas gegen Angst und Stress tun können? Was wäre, wenn wir emotionalen Stress nicht mehr mit übermäßigem Essen, Alkohol und anderen Drogen bekämpfen müssten und stattdessen mehr der Freude folgen könnten?

- Welche Auswirkungen hat es auf unsere Lebenseinstellung, wenn wir die Stille wieder mehr genießen könnten und wenn wir in unserer Sexualität wieder mehr Hingabe und Intimität zulassen könnten?

- Wie würde es unser Leben beeinflussen, wenn wir unseren Körper wieder mehr spüren und dadurch wieder mehr unserer Intuition folgen könnten?

- Welche positiven Veränderungen passieren im Zusammensein mit anderen Menschen und damit auch in unserem Selbstwert, wenn wir das soziale Nervensystem stärken?

- Wie würde es sich anfühlen, wenn wir wieder mehr Sicherheit in unserem Inneren spüren? Wenn auch die Welt da draußen gerade verrücktspielt?

## Vagus Übungen zur Selbsthilfe

Ich hoffe ich habe Ihnen durch meine Ausführungen etwas Lust darauf gemacht, ein paar Möglichkeiten der Vagusstimulation auszuprobieren.

Manche entspannenden Effekte werden Sie sofort spüren können.

Bei anderen sehr wirksamen Methoden wie dem Embodiment ist Ihr Dranbleiben gefragt. Schließlich haben sich ungesunde Verhaltensmuster oft über viele Jahre verfestigt. Deshalb erscheint es logisch, dass Veränderungen in der Regulation Ihres Nervensystems etwas länger als ein paar Tage brauchen. Das hängt natürlich davon ab,

wo sie gerade stehen - wie Ihr Vagustonus momentan aussieht, welche Muster Sie in Ihrer Kindheit erlernt haben und wie es gerade um Ihre Gesundheit bestellt ist.

Geben Sie sich ein paar Wochen des regelmäßigen Übens, um erste dauerhafte Veränderungen zu erzielen. Ein paar Minuten am Tag reichen dafür vollkommen aus.

Haben Sie dabei etwas Geduld, nicht jede Methode ist für jeden Menschen gleich gut geeignet. Ob eine Übung zu Ihrem individuellen Nervensystem passt,

finden Sie erst heraus, wenn Sie diese eine Weile angewandt haben. Wählen Sie für den Anfang eine oder zwei Übungen aus, welche Ihnen leichtfallen und gut in Ihren Alltag passen.

Da die meisten Übungen nur wenige Minuten Ihrer Zeit erfordern, lassen sie sich ähnlich wie das Zähneputzen dauerhaft in Ihren Alltag integrieren. Ich kann Ihnen aus eigener Erfahrung berichten, dass es sich auf jeden Fall lohnt, immer mehr die Sicherheit in Ihrem Inneren zu entdecken.

# Der Vagus Selbsttest

Wie können Sie nun herausfinden, welcher Regelkreis des autonomen Nervensystems bei Ihnen gerade aktiv ist? In den Kapiteln „Das soziale Nervensystem – der Regelkreis des vorderen Vagusastes" bis „Erstarrung durch Angst – der Regelkreis des hinteren Vagusastes" finden Sie die wichtigsten Merkmale jedes Regelkreises noch einmal zum Nachlesen.

Mit den folgenden Fragen können Sie abklären, ob der vordere Vagusast bei Ihnen oder auch bei Ihrem Gegenüber aktiv ist. Können Sie alle Fragen mit Ja beantworten, sind gute Voraussetzungen für eine gelingende Kommunikation, für Entspannung und Regeneration gegeben. Die Fragestellungen in Klammern beschreiben dagegen Zustände von Erregung und Erstarrung.

- Kann ein ruhiger Augenkontakt zu anderen Menschen hergestellt und gehalten werden? Wirken die Augen lebendig? (Oder sehr angespannt? Oder eher ausdruckslos?)
- Sind vor allem bei spontanen Gesichtsausdrücken auch winzige Bewegungen im mittleren Drittel des Gesichts erkennbar? (Oder wirkt das Gesicht unnatürlich starr?) Ist das Lächeln auch um die Augen herum erkennbar? (Oder bewegt sich beim Lächeln nur der Mund?)
- Ist die Stimme angenehm melodisch? (Oder unangenehm hoch bis schrill? Oder eher emotionslos und monoton?)

- Ist die Atmung regelmäßig? Bewegt sich der Bauch beim Einatmen nach außen? (Oder ist die Atmung beschleunigt? Oder eher flach oder sogar angehalten?)

- Fühlt sich der Händedruck angenehm fest an? (Oder schmerzhaft? Oder wie ein „toter Fisch": feucht, kühl, mit wenig Spannung?)

- Ist die Körperhaltung aufrecht und flexibel? (Oder hölzern und verspannt? Oder ist sie eher erschlafft und in sich zusammengefallen?)

- Wirken die Körperbewegungen fließend und lebendig? (Oder hektisch und steif? Oder eher schleppend bis hin zur Bewegungslosigkeit?)

Zusätzlich sollten Sie auch die Anzeichen eines Schocks als schwere Form der Erstarrung kennen: glasige Augen, blasse Haut, schnelle oder flache Atmung, Desorientierung, übermäßig emotionales oder ungewöhnlich ruhiges Verhalten. Menschen in diesem Zustand brauchen unbedingt die beruhigende Anwesenheit eines anderen Menschen, sanfte klare Worte und eventuell unterstützende Berührungen.

## Der Gaumenzäpfchen-Test

Stanley Rosenberg beschreibt in seinem Buch „Der Selbstheilungsnerv" außerdem einen einfachen Test des vorderen Vagusastes im Rachenraum, den Sie selbst durchführen können. Vielleicht erinnert Sie dieser Test an einen Arztbesuch in Ihrer Kindheit.

Drücken Sie mit einem Holzspatel oder etwas Ähnlichem die Zunge nach unten, damit Sie Ihr Gaumenzäpfchen im Spiegel beobachten können. Dann sagen Sie mehrmals kurz die einzelnen Laute „a - a - a". Der Gaumensegelheber-Muskel sollte jetzt Ihr Gaumenzäpfchen bei jedem Ton gleichmäßig nach oben ziehen. Ist der vordere Vagusast gestört, dann bewegt sich das Zäpfchen nur schräg nach einer Seite. Die Störung des Vagusastes im Rachenraum liegt auf der Seite vor, die sich nicht nach oben bewegt. Sie können mit diesem Test überprüfen, ob Ihr vorderer Vagusast gerade aktiv ist und ob eine durchgeführte Vagusübung zum Erfolg geführt hat. Weitere Techniken zur Überprüfung der Vagusaktivität finden Sie in dem oben genannten Buch.

## Besondere Bereiche unseres Körpers für die    Vagusstimulation

Es gibt ein paar Basiswerkzeuge unseres Körpers, mit denen Sie großen Einfluss auf den Vagusnerv nehmen können. Jeder von Ihnen besitzt alle oder wenigstens die meisten davon: Hände zum Berühren, die Atmung, die Augenbewegungen, die Stimme und die Muskeln und Faszien der folgenden Körperbereiche.
Diese Körperstellen sprechen besonders gut auf Berührungen an, weil hier der Vagusnerv besonders gut zu erreichen ist: das Hinterhauptbein,

die Gesichtsmuskeln, Augen, Ohren und Hals, die Nackenmuskulatur und der Bereich direkt unter dem Schlüsselbein.

Die folgenden Anleitungen für Berührungen, Massagen, Dehnungen und Bewegungen vereinen dabei oft mindestens zwei der Basiswerkzeuge, was sie besonders effektiv macht. Sie dauern meist nur ein bis zwei Minuten, können aber bei Bedarf gerne länger ausgeführt werden. Ich wünsche Ihnen viel Spaß beim Ausprobieren.

## Stimulation des Vagus am Hinterhauptbein

Haben Sie sich diese Stelle aus dem Kapitel „Der Selbstheilungsnerv" gemerkt? Schon lange bevor ich die Austrittsstelle des Vagus kannte, lernte ich bei der Jahara® Technik, den Kopf meines Klienten genau an dieser Stelle zu halten und sanft zu berühren. Damals wusste ich noch nichts von der Wirkung auf den Vagus, spürte aber sehr wohl die entspannende Wirkung.

Sie finden das Hinterhauptbein am Hinterkopf. Diese Knochenkante befindet sich dort wo Ihr Hals aufhört und Ihr Schädel beginnt. Es steht etwas hervor und ist daher leicht zu erspüren. Da Sie es gut mit den Händen erreichen, können Sie sich dort jederzeit eine sanfte Massage mit den Fingerspitzen gönnen, um den Vagus anzuregen. Drücken Sie nicht zu fest, denn das könnte Kopfschmerzen auslösen.

Außerdem können Sie diese Stelle gut im Liegen stimulieren, wenn Sie eine fest zusammengerollte Decke oder
eine kleine Faszienrolle genau unter das Hinterhauptbein legen, den Nacken jedoch frei lassen. Noch besser funktionieren zwei Tennisbälle, welche Sie in einen engen Strumpf stecken und diesen mit einem Knoten verschließen. Legen Sie sich in eine bequeme Rückenlage und lassen Sie Ihr Hinterhauptbein ohne ein weiteres Kissen auf diesem gefüllten Strumpf ruhen.
Sie werden staunen, welche Entspannung sich schon nach wenigen Minuten einstellt.

## Kopfhaltung

Wenn die beiden obersten Halswirbel Atlas und Axis verschoben sind, erhöht sich der Druck auf die Wirbelarterie, welche den Hirnstamm versorgt, wo wiederum die Hirnnerven entspringen. Sie erkennen diese Verschiebung an einer ungesunden Kopfhaltung. Entweder ist der Kopf nach vorn zur Brust vorgebeugt und auf dem Rücken entsteht ein kleiner „Buckel" - diese Haltung wird auch als Handy-Nacken bezeichnet.
Oder der Nacken ist nach hinten überstreckt und die Nase zeigt etwas zum Himmel. Beide Fehlhaltungen führen langfristig nicht nur zu schmerzhaften Nackenverspannungen, sondern beeinflussen auch den Vagustonus negativ.

Daher lohnt es sich auf eine gesunde Kopfhaltung zu achten - und zwar aufrecht in Verlängerung der Wirbelsäule,
als ob Sie ein unsichtbarer Faden am Oberkopf nach oben zieht. Mehr dazu finden Sie im Kapitel über das Embodiment.
Aber auch die folgende Übung unterstützt diese gesunde Kopfhaltung.

**Grundübung** (Zeitaufwand ca. 1 bis 2 min)

Folgende Grundübung, die Stanley Rosenberg in seinem Buch über den Selbstheilungsnerv beschreibt ist einfach zu erlernen. Dort und auch auf meiner Website https://koerperarbeit.blog/ finden Sie außerdem Fotos zum besseren Verständnis dieser und weiterer Übungen.
Die Grundübung setzt am Hinterhauptbein an und soll die Spannung in den dort ansetzenden tiefen Nackenmuskeln ausgleichen.
Das kann u.a. die beiden oberen Halswirbel wieder in die richtige Position bringen und die Durchblutung des Hirnstammes verbessern, wo der Vagus und die anderen vier Hirnnerven des sozialen Nervensystems entspringen.
Die Augenbewegungen nach rechts und links unterstützen diese Entspannung, indem Sie den VII. Hirnnerv stimulieren.
**Test:** Drehen Sie vor der Übung Ihren Kopf nach rechts und links, als ob Sie nach hinten schauen wollen.
Merken Sie sich wie weit diese Bewegung schmerzfrei möglich ist. So können Sie nach der Übung überprüfen, welchen Effekt Sie erzielt haben.

**Ausführung:** Ich empfehle Ihnen zunächst im Liegen zu üben, wenn Sie die Grundübung sicher beherrschen, ist diese jederzeit auch im Sitzen oder Stehen möglich. Verschränken Sie Ihre Hände hinter dem Kopf, dort wo Sie die Knochenkante des Hinterhauptbeins spüren. Das Gewicht Ihres Kopfes liegt bequem auf den verschränkten Fingern. Sie müssen keinen zusätzlichen Druck ausüben, Ihr Nacken sollte entspannt sein. Nun blicken Sie mit den Augen nach rechts,

ohne den Kopf zu bewegen bis nach 30 bis 60 Sekunden Entspannung eintritt. Diese Entspannung kann sich durch Schlucken, Gähnen, Seufzen oder etwas Ähnliches zeigen. Bei mir ist oft ein Knacken in den Ohren zu hören. Wenn dieses Entspannungszeichen erfolgt ist, blicken Sie auf die gleiche Weise nach links und warten wieder ab, bis sich die Entspannung zeigt.

## Stimulation des Vagus über die Augen

Erinnern Sie sich noch an die Hirnnerven, welche gemeinsam mit dem vorderen Vagusast unser soziales Nervensystem bilden? Der VII. Hirnnerv ist der Gesichtsnerv, er ist nicht nur für das Kauen zuständig, sondern steuert auch einige Augenmuskeln.

Daher sind viele Vagusübungen mit Augenbewegungen verknüpft. Die folgenden Übungen wirken entweder über die Entspannung dieser Muskeln oder über gezielte Augenbewegungen und werden aufgrund Ihrer großen Wirkung sogar bei einigen Traumatherapien eingesetzt.

**Palmieren** (Zeitaufwand mindestens 1 min)

Diese Übung stimuliert nicht nur das soziale Nervensystem, sie entspannt auch müde angestrengte Augen.

Setzen Sie sich bequem hin, vielleicht so dass Sie Ihre Ellbogen auf einem Tisch oder auf Ihrer Brust abstützen können, um Schulterverspannungen zu vermeiden.

Reiben Sie Ihre Hände warm. Legen Sie jetzt beide Handteller über Ihre Augen, so dass sich die Fingerspitzen auf Ihrer Stirn berühren. Es sollte kein Licht mehr durch die Ritzen der Finger durchscheinen.

Schließen Sie jetzt Ihre Augen und genießen die Dunkelheit. Mit jeder Einatmung lassen Sie die Wärme Ihrer Hände zu Ihren Augenmuskeln fließen, um diese zu entspannen. Mit jeder Ausatmung können Sie Spannung abgeben. Sie können sich auch vorstellen, dass Ihre Augen in der Dunkelheit ein entspanntes Bad nehmen.

**Gezielte Augenbewegungen** (Zeitaufwand ca. 1 bis 2 min)

Diese Augenbewegungen können Sie auch mit verschränkten Händen hinter dem Kopf ausführen, wie Sie es schon von der Grundübung kennen: Lassen Sie Ihre

Augen entspannt hin und her wandern, während Sie den Kopf ruhig halten: zuerst fünf Mal von rechts nach links und zurück, dann fünf Mal von rechts oben nach links oben, zuletzt fünf Mal von rechts unten nach links unten.

Für Fortgeschrittene: Strecken Sie einen Arm waagerecht nach vorne aus und halten den Daumen nach oben. Nun beschreibt Ihr Daumen mehrmals eine große liegende Acht. Folgen Sie Ihrem Daumen mit den Augen, ohne den Kopf zu bewegen.

**Stimulation der Meridianpunkte Blase 2** (Zeitaufwand ca. 1 bis 2 min)

Diese Übung stimuliert über die Nervenenden des Gesichtsnervs den Regelkreis des sozialen Nervensystems und damit den Ausdruck und die Sehkraft Ihrer Augen.
Sie kann außerdem die Durchblutung der Haut verbessern, die Mimik beleben und Falten um die Augen mildern, welche durch alte emotionale Muster entstanden sind.
Der Blasenmeridianpunkt 2 befindet sich am inneren Ende Augenbraue, vielleicht ein bisschen tiefer.
Sie erkennen Meridianpunkte auch immer daran, dass diese etwas empfindlicher sind als der umgebende Hautbereich.
Wenn Sie sich nicht sicher sind, suchen Sie sich eine Abbildung für „Blase 2" im Internet.
Die Stimulation des Punktes erfolgt durch sanften Druck. Dabei können Sie die Haut leicht hin und her schieben.

Lässt sich die Haut nach einer Seite etwas schwerer verschieben, dann halten Sie die Haut auf dieser Seite etwas länger,
bis Sie ein Entspannungszeichen bemerken. Das kann wieder ein Seufzen, Schlucken, Gähnen oder etwas Ähnliches sein. Sie können beide Punkten rechts und links gleichzeitig stimulieren. Arbeiten Sie dabei sehr sanft und drücken Sie nicht gegen Widerstände.

## Stimulation des Vagus über den Mund- und Rachenraum

Die Stimulation des Vagusastes im Rachenraum und der Hirnnerven, welche am Kauen und Schlucken beteiligt sind, erfolgt vor allem über natürliche Bewegungen unseres Mundes wie das Gähnen und das Lachen. Diese physiologischen Vorgänge stimulieren nicht nur den Vagus, sondern als Gefühlsausdruck auch noch gleichzeitig das Limbisches System in unserem Gehirn. Deshalb sollten Sie Gähnen und Lachen nie unterdrücken, sondern es besonders genussvoll und geräuschvoll tun.

Sie können ein entspannendes Gähnen auch hervorrufen, indem Sie mehrmals leicht mit der Zungenspitze an Ihren Gaumen tippen. Wie Sie herzhaftes Lachen hervorrufen, wissen Sie selbst am besten. Zusätzlich kann ich Ihnen die Teilnahme an einem Lachyoga Kurs wärmstens empfehlen.

Eine sehr wirkungsvolle Stimulation des Rachenastes ist das Gurgeln. Sie können es wunderbar nach dem Zähneputzen in Ihren Tagesablauf integrieren. Effektiver könnte Vagustraining nicht sein! Eine kleine Übung von einer halben Minute mit großer Wirkung, vor allem wenn Sie sie täglich durchführen.

Hilfreich sind außerdem alle stimmbildnerischen Übungen zur Lockerung der Mundmotorik. Vielleicht kennen Sie das Lippenflattern oder Kaubewegungen, die mit Lauten des Wohlgeschmacks verbunden werden. Sie können sich von Kindern noch weitere Übungen für den Mund- und Rachenraum abschauen. Auch das Zunge herausstrecken, das Schmatzen und Raubtiergeräusche mit weit geöffnetem Mund haben einen ähnlichen Effekt auf den Vagus.

Weitere spontane Geräusche wie Seufzen, Stöhnen, Summen, Brummen und Schnurren unterstützen die Vagusstimulation zusätzlich über die Vibration des Kehlkopfs, über die Atmung und natürlich über die Freude, die Sie dabeihaben. Vielleicht gemeinsam mit Ihren Kindern. Sind gerade keine Kinder in der Nähe? Dann entdecken Sie wieder Ihr inneres Kind und wie viel Spaß es an solchen Übungen haben kann.

Besonders in unseren kräftigen Kiefergelenken kann sehr viel Anspannung sitzen. Vielleicht halten auch Sie in diesem Bereich unausgesprochene Worte, negative Gedanken und unterdrückte Wut fest.

Schließlich hat uns die Evolution vor langer Zeit einen kräftigen Kiefer zum Zubeißen bei Gefahr mitgegeben. Wir nutzen diese Verteidigungsstrategie zum Glück nicht mehr, aber sie ist noch in uns angelegt. Schauen Sie mal auf die Mundpartie eines wütenden Menschen, dann können Sie genau beobachten, wie sich die Kiefermuskulatur anspannt. Haben Sie verspannte Kaumuskeln? Knirschen Sie nachts mit den Zähnen? Dann ist es wichtig, dass Sie ab und zu, vielleicht beim Tanzen oder beim Sport mit offenem Mund atmen, den Kiefer also bewusst offenlassen. Achten Sie außerdem darauf, dass Ihre Lippen bei allen Entspannungsübungen leicht geöffnet sind und Ihre Zunge nicht an den Gaumen gepresst ist.

Eine weitere Übung für den Kiefer ist das langsame Öffnen und Schließen des Mundes. Führen Sie dies mehrmals in Zeitlupentempo aus. Achten Sie darauf, welche Impulse, Gefühle und Gedanken sich zeigen. Vielleicht will Ihr Körper aufgestauten Ärger ausdrücken, dann folgen Sie diesem Impuls.

Außerdem kann bewusstes und genüssliches Kauen bei den Mahlzeiten hilfreich für eine angespannte Kiefermuskulatur sein.

## Stimulation des Vagus über Stimmbänder- und Kehlkopfvibration

Sprechen und Singen trainieren den Vagus auf vielerlei Weise - über die vertiefte Atmung, über die Vibration von Kehlkopf und Stimmbändern, über die Mundbewegungen und den emotionalen Gesichtsausdruck. Auch das Hören von unserer Eigenen und Anderer menschlichen Stimmen stimuliert das soziale Nervensystem über das Mittelohr und das Limbische System über Gefühle der Freude und Verbundenheit. Daher können Sie Ihren Vagustonus deutlich verbessern, wenn Sie Musik in Ihren Alltag integrieren:

- Singen oder summen Sie vor sich hin, wann immer Ihnen danach ist. Dabei fällt das Summen den meisten Menschen leichter.
- Spielen Sie ein Instrument, zu dem Sie singen oder summen können, vielleicht versuchen Sie es mal mit einer Trommel?
- Nutzen Sie die entspannende Wirkung des Singens am besten gemeinsam mit anderen Menschen. Das verbindet die vagusstimulierende Wirkung mit der Koregulation durch die Gemeinschaft mit Gleichgesinnten.

- Tanzen Sie oder trainieren Sie zu Musik, am besten wieder in der Gemeinschaft mit Gleichgesinnten. Auch hier sind mehrere Vagusstimulatoren vereint: die körperliche Bewegung, Freude am Tun, das Atmen, die Musik und die Koregulation.

## Stimulation des Vagus über Gesicht, Hals und Ohren

Sie können Ihren Vagus auf beiden Seiten des Halses durch sanfte Massage mit den Fingerspitzen stimulieren. Wie Sie wissen, verläuft er in der Nähe von Halsschlagader und Halsvene. Drücken Sie nicht zu stark. Wie Sie im Kapitel „Hilfe bei Epilepsie" gelesen haben, könnte dies zu Ohnmacht führen.

Auch Ihr Gesicht freut sich über eine sanfte Massage mit den Fingerspitzen. Vieles davon machen wir bei Stress intuitiv: die Stirn, die Augenbrauen, die Nase und die Wangenknochen von innen nach außen ausstreichen, die Augenbrauen leicht mit Daumen und Zeigfinger drücken, mit den Fingerspitzen um die Augen kreisen, die Kiefergelenke reiben und was Ihnen sonst noch guttut.
Da die Hirnnerven hier sehr verzweigt sind, erwischen Sie immer mindestens einen mit Ihrer Massage.
Bei den Ohren können Sie etwas fester zugreifen, auch hier ist alles erlaubt was guttut: drücken, reiben, ziehen und streicheln.

Denken Sie auch beim Stechen von Ohrlöchern daran, dass Sie durch Ohrringe evtl. einen Dauerreiz erzeugen.

**Stimulation des Meridianpunkts Dickdarm 20**
(Zeitaufwand ca. 1 bis 2 min)

Diese Übung stimuliert über die Nervenenden des Gesichtsnervs das soziale Nervensystem, sie verbessert die Durchblutung der Haut, kann die Mimik beleben und Falten mildern, welche durch alte emotionale Muster um Mund und Nase herum entstanden sind.

Der Endpunkte des Dickdarmmeridianes befinden sich rechts und links von der Nase, genau zwischen Nasenflügel und Nasolabialfalte. Diese Punkte stimulieren den Muskeltonus im Bereich von Nase und Mund. Sie erkennen Meridianpunkte auch immer daran, dass Sie etwas empfindlicher sind als der umgebende Hautbereich. Wenn Sie sich nicht sicher sind, suchen Sie sich eine Abbildung für „Dickdarm 20" im Internet.

Die Stimulation des Punktes erfolgt durch sanften Druck.

Dabei können Sie die Haut leicht hin und her schieben. Lässt sich die Haut nach einer Seite etwas schwerer verschieben, dann halten Sie die Haut auf dieser Seite etwas länger, bis Sie ein Entspannungszeichen bemerken.

Das kann wieder ein Seufzen, Schlucken, Gähnen oder etwas Ähnliches sein. Sie können beide Punkte gleichzeitig stimulieren. Arbeiten Sie dabei sehr sanft und drücken Sie nicht gegen Widerstände.

# Stimulation des Vagus über die Nackenmuskulatur

Wie Sie aus dem Kapitel „Der Selbstheilungsnerv" bereits wissen, sind die Fasern des Vagusnervs, wenn er aus dem Drosselloch am Hinterhauptbein austritt, eng mit den Fasern des XI. Hirnnervs verflochten. Diese ziehen direkt zum Trapezmuskel und Kopfwender.

Das erklärt die Verhärtung unserer Nackenmuskulatur bei Stress bis hin zur Nackensteifheit. Entspannende Massagen und Wärme können hier als Soforthilfe dienen.

Dauerhafte Abhilfe ist mit folgenden sehr einfachen Übungen von Stanley Rosenberg für die genannten Muskeln möglich.

In seinem Buch „Der Selbstheilungsnerv" finden Sie noch weitere Übungen für die Nackenmuskulatur, z.B. den ganzen Salamander.

**Der halbe Salamander** (Zeitaufwand ca. 2 min)

Der halbe Salamander kann durch die Stimulation des XI. Hirnnervs die Ausrichtung der Halswirbelsäule und damit unsere Kopfhaltung verbessern. Außerdem kann er den Druck von der Wirbelarterie und den Spiralnerven nehmen, was bei steifem Nacken hilft. Besonders dann, wenn der Schmerz auf der unbeweglichen Seite auftritt. Die Augenbewegungen stimulieren zusätzlich den VII. Hirnnerv des sozialen Nervensystems.

**Ausführung:**

- aufrecht und bequem auf einem Stuhl sitzen
- mit den Augen nach rechts schauen, dabei den Kopf nicht drehen
- dann die Augen so lassen und den Kopf zur rechten Schulter neigen, dabei die Schulter nicht anheben, 30 bis 60 Sekunden halten
- dann den Kopf zur Mitte zurückbringen, Augen schauen gerade aus
- jetzt mit den Augen nach links schauen, dabei den Kopf nicht drehen
- dann den Kopf zur linken Schulter neigen, dabei die Schulter nicht anheben, 30 bis 60 Sekunden halten

## Dreh- und Wendeübung für den Trapezmuskel
(Zeitaufwand ca. 1 min)

Diese Übung hilft mir oft, Verspannungen der Schultern und des Rückens nach langem Sitzen am PC wieder loszuwerden. Sie kann den Tonus des Trapezmuskels, sowie die Kopfhaltung und die Flexibilität der Brustwirbelsäule verbessern. Eine vertiefte Atmung wiederum sorgt für eine afferente Rückmeldung des Vagus ans Gehirn: alles in Ordnung.

**Ausführung:**

- aufrecht auf einem Stuhl sitzen, ohne sich anzulehnen und geradeaus blicken
- Arme vor dem Körper verschränken und die Hände dabei entspannt auf den Ellbogen ablegen
- beim ersten Teil hängen die verschränkten Arme nach unten, jetzt die Arme mit dem gesamten Oberkörper schwungvoll nach links und rechts drehen, die Bewegung kommt aus den Schultern, die Hüften bleiben dabei gerade,
  dreimal wiederholen, dabei in den Schultern locker bleiben und ohne Unterbrechung leicht und entspannt hin und her schwingen
- beim zweiten Teil heben Sie die verschränkten Arme auf Höhe des Herzens vor die Brust und schwingen dort dreimal hin und her
- beim dritten Teil heben Sie die verschränkten Arme auf Höhe der Stirn oder so hoch, wie es bequem möglich ist und schwingen dort dreimal hin und her

# Der „Heilungspunkt" unter dem linken Schlüsselbein

Diesen „Heilungspunkt" habe ich bei einer systemischen Ausbildung kennenglernt, vielen Dank nochmals an die beiden Therapeutinnen Dr. Inge Grell und Renate Mentz vom Institut für Metakommunikation, welche den Kurs mit viel Herz leiteten und mir gezeigt haben, dass ich leuchten kann ohne glänzen zu müssen.

Dementsprechend einfach ist auch die Stimulation des Heilungspunktes. Sie finden diesen Punkt zwischen Ihrem linken Schlüsselbein und Ihrer linken Brust. Auch er fühlt sich bei Druck etwas schmerzhafter an als die umgebende Haut.

Sie müssen ihn auch nicht exakt bestimmen, denn er wird mit der flachen Hand gerieben. Ich bin mir trotzdem ziemlich sicher, dass Sie ihn mit der Zeit spüren werden. Es ist übrigens die gleiche Stelle, an der die Impulsgeber des Vagus-Stimulators eingesetzt werden.

Sie können diesen Hautbereich zwischen Schlüsselbein und Brust immer dann mit der Hand kreisförmig reiben, wenn Sie verunsichert sind. Wenn Ihnen irgendetwas in Ihrem Inneren oder ein Trigger auf die Außenwelt die Sicherheit raubt.

Solche Trigger können Menschen oder Situationen sein, die alte Emotionen bei uns wachrufen.

Während Sie den „Heilungspunkt" reiben, können Sie mehrmals laut oder in Gedanken zu sich sagen: Auch wenn ich gerade…, liebe und achte ich mich so wie ich bin. Und zwar solange, bis es Ihnen besser geht.


Ich denke Sie haben eine Ahnung, was in der Satzlücke stehen könnte. Ich gebe Ihnen trotzdem ein paar Beispiele: Auch wenn ich gerade… wütend bin, einen Fehler gemacht habe, traurig bin, Angst habe, im Stress bin, nichts auf die Reihe kriege usw. liebe und achte ich mich so wie ich bin.

Durch diesen kurzen Satz üben Sie Selbstliebe und holen Ihr Limbisches System mit ins Boot. Mir hat er schon oft über düstere oder bedrohliche Situationen hinweggeholfen.

## Der Weg zu mehr Energie führt über Ihren Körper - Vagusstimulation durch Embodiment

Wenn Sie sich zurzeit extrem gestresst, vom Leben überfordert oder abgeschnitten fühlen sollten, könnte die Antwort auf folgende Frage der erste Schritt aus dem Hamsterrad heraus sein: Wann haben Sie aufgehört sich wirklich zu spüren?

Vielleicht denken Sie jetzt, was soll diese Frage? Sie wissen viel über Ihren Körper und er scheint auch meistens ganz gut zu funktionieren.

Vielleicht gehen Sie sogar joggen oder ins Fitnessstudio. Aber ich meine nicht das Benutzen Ihres Körpers, ich meine wirkliches spüren: Wie oft am Tag fühlen Sie, wie Ihr Atem einströmt und wie er Ihre Lungen füllt? Spüren Sie die Erleichterung, wenn der Atem wieder aus Ihren Lungen herausfließt und wie diese sich leeren bevor wieder neue Luft nachströmt?

Wie oft erleben Sie bewusst den Wind oder die Sonne auf Ihrer Haut? Wie fühlen sich Ihre Beinmuskeln beim Gehen an? Wie spüren Sie Ihre Füße, wenn diese auf der Erde stehen?

Wie fühlen sich Ihre Arme und Ihr Kiefer an, wenn Sie wütend sind? Was passiert in Ihrem Bauch, wenn Sie sich freuen?

Wann haben Sie zum letzten Mal getanzt und wie fühlten sich dabei Ihre Schultern an? Wann haben Sie zum letzten Mal Tränen gelacht? Oder vor Aufregung gezittert? Welches Ihrer großartigen Körperteile hat dabei am meisten gezittert und wie schnell? Wo im Körper spüren Sie Angst? Traurigkeit? Mitgefühl? Lebendigkeit? Spüren Sie das Vibrieren Ihrer Zellen als Strömen, Kribbeln oder Ähnliches?

All das gehört zur Sprache des Reptiliengehirns, es ist die Sprache der Empfindungen. Damit die afferenten Bahnen des Vagus Signale von Sicherheit senden können, müssen wir diese Sprache oft neu erlernen.

Leider nehmen viele Menschen ihren Körper nur noch wahr, wenn er schmerzt. Wenn er also schon dabei ist Notsignale zu senden. Und dann betäuben sie ihn mit Schmerztabletten, Alkohol, Fernsehen oder anderen Ablenkungsmanövern.

Dabei ist unser Körper viel mehr als ein lästiges „Fleischklöpschen", das wir mit uns herumschleppen. Er ist ein wunderbares und intelligentes Instrument.

Wenn Sie lernen, ihm wirklich zuzuhören, haben Sie den ersten Schritt in Richtung Selbstheilung getan.

Heraus aus dem Kopf, heraus aus dem Gedankenkarussell. Hinein ins lebendige Spüren. Nicht nur unsere Gedanken, auch unser Körper spricht ständig mit uns, er sendet uns in jedem Augenblick unseres Lebens Signale.

Wir müssen nur wieder auf Empfang gehen. Das ist nicht schwer, jedes kleine Kind beherrscht es. Und verlernt es später leider wieder. Es bedarf also einer Auffrischung dieser Sprachkenntnisse. Wer endlich aus dem Hamsterrad aussteigen will, braucht dafür die Sprache der Empfindungen.

Eine Möglichkeit, diese Sprache spielerisch zu üben, kennen Sie schon: den Bodyscan aus dem Kapitel „Selbstregulation und Koregulation". Eine andere Möglichkeit ist, sich immer wieder eine der oben genannten Fragen zu beantworten. Fangen Sie mit etwas Einfachem an, spüren Sie tagsüber immer mal wieder Ihre Fußsohlen auf dem Boden. Vielleicht gehen Sie dafür ab und zu barfuß, das verstärkt den Effekt.


Oder Sie fangen an, immer mal wieder Ihren Atem zu beobachten. Zuerst in Ruhepausen, später bei sportlichen Aktivitäten und irgendwann gelingt es Ihnen sogar, während Sie mit anderen Menschen sprechen.

Wenn Sie anfangen, Ihren Körper und seine Bedürfnisse wieder sensibler zu spüren, können Sie das Gefühl von Sicherheit in sich selbst finden, anstatt es vergeblich im Außen zu suchen. Auf diesem Fundament entsteht persönliche Freiheit. Wer in seinem Körper zu Hause ist, der ist auch in seinem Leben zu Hause. Wer die Verantwortung für seine Gefühle übernimmt, der schafft die Grundlage für ein selbstbestimmtes freies Leben. Ein Leben von innen heraus, das erfüllt und glücklich macht. Ein Leben, in dem es Ihnen gelingt, den einzelnen Augenblick wieder zu genießen.

Ein Leben, in dem Sie mit Leichtigkeit die wesentlichen Dinge von den unwesentlichen Dingen zu unterscheiden.

**Embodiment - die Verkörperung unseres Lebens**

Embodiment - haben Sie dieses Wort schon einmal gehört oder ist es neu für Sie? Übersetzt bedeutet es Verkörperung. Wissenschaftler beschäftigen sich schon ein paar Jahre mit der Wirkung unseres Körpers auf psychische Funktionen.

Sie sprechen in diesem Zusammenhang von somatischen Markern wie beispielsweise Muskelspannungen, Gelenkstellungen oder auch Körperhaltungen.

Die US-amerikanischen und französischen Autoren Niedenthal, Barsalou, Winkielman, Krauth-Gruber und Ric stellen in ihrem Werk „Embodiment in Attitudes, Social Perception, and Emotion" von 2005 dar, wie diese somatischen Marker unsere psychische Verfassung und unser soziales Verhalten beeinflussen können. Sie können sich sicher denken,

dass die afferenten Bahnen des Vagus da ein gehöriges Wörtchen mitreden.

Das Erlernen von Verkörperung ist nicht schwer, kinderleicht sogar. Von Kindern können wir uns diesbezüglich viel abschauen, sie kennen noch die natürlichen Ressourcen unseres Körpers und wie man sie bedient. Embodiment erfordert nur etwas Dranbleiben wie jede Sache, die neu oder wieder erlernt werden will. Ähnlich wie beim Einüben einer Sportart, beim Erlernen eines Tanzes oder beim Auffrischen von Sprachkenntnissen. Nur viel einfacher.

Weil die Sprache unseres Körpers und unseres Nervensystems in unseren Zellen gespeichert ist und darauf wartet, wiederentdeckt und erweckt zu werden. Mit ein paar kleinen Übungen, Tricks und Kniffen, die Sie in Ihre tägliche Routine einbauen können. So wie Bettenmachen, nur mit viel mehr Spaß. Dem Spaß, der dabei entsteht, wenn Sie sich Ihre eigene Lebendigkeit zurückerobern. Haben Sie Lust auf ein Leben in dem Sie sich wieder zu Hause fühlen? Dann mal los…

## Den sicheren Ort im Körper verankern

Diese Übung hilft Ihnen nicht nur, Ihren Körper besser zu spüren, sondern stellt auch eine wichtige Ressource für schwierige Situationen dar.

Am besten finden Sie Ihren sicheren Ort bei einem Bodyscan, welchen ich im Kapitel „Selbstregulation und Koregulation" beschrieben habe. Während Sie Ihren Körper von oben bis unten durchchecken, fühlen sich einzelne Körperteile vielleicht taub, gefühllos oder unangenehm an. Ein deutliches Signal Ihres Körpers, dass diese mehr Aufmerksamkeit brauchen als bisher. Es wird aber auch mindestens einen Bereich in Ihrem Körper geben, der sich vertraut und sicher anfühlt.

Das kann bei jedem Menschen sehr unterschiedlich sein: das Ohrläppchen, das Handgelenk, vielleicht auch der Heilungspunkt aus dem Kapitel „Der Heilungspunkt" unter dem linken Schlüsselbein oder eine ganz andere Stelle.

Diese gespürte Sicherheit können Sie verankern, indem Sie Ihre Hand auf den gefundenen Körperbereich legen und mehrmals dort hinein atmen, während Sie das wohlige Gefühl spüren.

Sie können dieses Spüren noch durch einen Glaubenssatz verstärken, wie „Hier bin ich sicher". Je öfter Sie das tun, umso mehr Sicherheit verankern Sie in Ihrem Nervensystem.

Das kann in unangenehmen oder schwierigen Situationen sehr hilfreich sein. Aktivieren Sie Ihren sicheren Ort einfach vor oder während einer bedrohlichen Situation, indem Sie Ihre Hand darauflegen und dabei denken: Hier bin ich sicher.

## Fake it until you make it

Wollen Sie Ihren Körper und damit Ihre Gefühle und Gedanken positiv beeinflussen, kommen Sie an körperlichen Veränderungen nicht vorbei. Wie Sie inzwischen wissen, ist der Vagus zu 80% afferent. Das heißt vereinfacht gesagt, dass unsere körperlichen Zustände die Entscheidungen des Gehirns wesentlich mehr beeinflussen als umgekehrt.

Und genau hier liegt die Ursache dafür, dass sich unser Leben allein durch positive Gedanken oder Glaubenssätze nicht verändert. Bleibende Veränderungen erreichen Sie nur wenn es Ihnen gelingt, Ihren Körper in einen positiven Zustand zu versetzen. Und hierbei ist es durchaus erlaubt, in die Trickkiste zu greifen. Kinder machen das beim Spielen ständig: Indem sie so tun als ob, gestalten sie sich ihre eigene glückliche Realität. „Fake it until you make it" ist ein wichtiger Schlüssel zur Veränderung von unangenehmen Zuständen.

## Das gefakte Lächeln

Eine einfache Übung, die Sie sofort ausprobieren können, ist das gefakte Lächeln. Sie möchten eine negative Stimmung in eine positive verwandeln? Dann ziehen Sie doch mal für drei Minuten Ihre Mundwinkel nach oben als würden Sie lächeln.

Das fühlt sich erst einmal sehr komisch an und darf auch ruhig bescheuert aussehen. Kleiner Tipp: Wenn Sie gerade nicht alleine sind, ziehen Sie sich vielleicht erst mal aufs stille Örtchen zurück. Da gibt es auch gleich einen Spiegel zur Kontrolle.

Bitte versuchen Sie, wirklich 2 - 3 Minuten durchzuhalten. Die Nervenenden im Gesicht registrieren die Muskelbewegung, welche dem echten Lächeln entspricht. Sie melden diese positive Regung ans Gehirn und wenn sie lange genug andauert, produziert unser Gehirn die Botenstoffe für das echte Gefühl Freude. Es lohnt sich also.

## Der aufrechte Gang

Eine weitere Übung die keinen zusätzlichen Zeitaufwand erfordert, ist das aufrechte Gehen. Genau, Sie haben richtig gehört, auch der aufrechte Gang will manchmal neu erlernt sein. Da es Ihr Alltag sowieso notwendig macht, dass Sie gehen, können Sie auch darauf achten, WIE Sie das tun.

Fangen Sie damit an, sich beim Gehen einfach mal zu beobachten: Wohin richten Sie Ihren Blick? Nach unten? Unruhig von einem Objekt zum anderen? Oder schauen Sie gedankenverloren vor sich hin?

Bitte beobachten Sie sich liebevoll, so wie Sie ein Kind beobachten würden, welches gerade laufen lernt. Würden Sie dieses Kind bei seinem Lernprozess beschimpfen? Sicher nicht, hier ist eher eine liebevolle Ermutigung angebracht.

Wenn Sie herausgefunden haben, wohin Sie normalerweise beim Gehen schauen, lade ich Sie ein, etwas Neues auszuprobieren. Richten Sie Ihren Blick zum Horizont. Gibt es gerade keinen Horizont in Ihrem Blickfeld, dann stellen Sie sich einfach einen vor. Gerne am Meer oder in den Bergen, dort wo Sie gerne Zeit verbringen. Nun gehen Sie zehn Minuten mit Blick zu diesem Horizont und spüren anschließend in sich hinein, ob sich etwas verändert hat.

Dabei ist es sehr nützlich, wenn Sie dieses Gefühl genau beschreiben können. Nicht nur: Es geht mir besser. Oder: Ich fühle mich hoffnungsvoller. Sondern: Wie fühlen sich Ihre Schultern an? Und Ihr Gesicht? Was spüren Sie in Ihrem Bauch? Wie geht Ihr Atem? Sind Ihre Hände geöffnet oder haben Sie sie zu Fäusten geballt?

Was bemerken Sie, wenn Sie Ihre Aufmerksamkeit in Ihre Beine und in Ihre Füße schicken? Auf diese Weise kommen Sie mit Ihrer Wahrnehmung wirklich im Körper an. Heraus aus dem Kopf, der nur denkt wie wir uns fühlen oder wie es uns geht. Hinein in die Verkörperung Ihres Lebens.

Weiter geht's. Wenn Sie das mit dem Blick zum Horizont draufhaben, dann versuchen Sie doch mal, ihn jetzt absichtslos über die Umgebung schweifen zu lassen. Wenn er dabei ab und zu bei Ihren Füßen hängenbleibt, dann nehmen Sie ihn einfach wieder liebevoll nach oben. Wie spüren Sie Ihren Körper jetzt?

 Und wie wirkt Ihre Umgebung jetzt auf Sie?

Beim nächsten Mal können Sie sich auf die Haltung Ihres Kopfes konzentrieren. Ist der Nacken nach hinten überstreckt? Oder hängt der Kopf eher nach vorn? Sind die Schultern verspannt nach oben gezogen oder fallen sie in Richtung Brustkorb? Oder fühlen sie sich irgendwie versteinert an? Um ein Gefühl für Ihre Körperhaltung zu bekommen, hilft ein Blick in den Spiegel.

Bitte ein liebevoller Blick. Denken Sie an das Kind, welches gerade laufen lernt. Das wird es mit einer wohlwollenden und geduldigen Begleitung viel schneller lernen.

Um Ihrem Gehirn das richtige Wohlfühl-Signal zu senden, sollte Ihr Kopf eine aufrechte Position in Verlängerung der Wirbelsäule finden. Dabei hilft es, sich einen Faden vorzustellen,

der an der Kopfkrone befestigt ist und Sie wie bei einer Marionette gerade nach oben zieht. Ihr Kopf sollte sich dabei leicht anfühlen, eher ausbalanciert statt gehalten. Auch die Schultern müssen nichts halten, sie dürfen beim Ausatmen locker nach unten sinken. Sie können sich auch vorstellen eine Krone zu tragen. Der passende Glaubenssatz dazu lautet: „Ich bin die Königin (oder der König) in meinem Leben".

Die richtige Kopfposition könnte sich am Anfang etwas ungewohnt anfühlen, weil Sie das alte Bewegungsmuster gewohnt sind. Aber es lohnt sich definitiv,
dieses alte Muster ausschleichen zu lassen. Denken Sie beim Üben daran, dass Ihr Gehirn gerade von Ihrem Vagus Signale bekommt, wie es ist noch aufrechter durchs Leben zu gehen.
Eine aufgerichtete Körperhaltung stellt für mich die Verkörperung von menschlicher Würde dar.

Falls Sie einen Menschen kennen, der besonders aufrecht und würdevoll durchs Leben geht, gibt es noch einen weiteren Weg der Verkörperung. Wann immer Ihr „Model" vor Ihnen geht, versuchen Sie dessen Gang nachzuahmen. Oder Sie schauen sich das Bewegungsmuster Ihres Lieblingsstars in einem Spielfilm an und fühlen sich körperlich hinein. Mit jeder Wiederholung verkörpern Sie mehr Selbstbewusstsein und Würde in Ihrem eigenen Gang. Der positive Nebeneffekt:
Mit jedem Schritt gewinnen Sie etwas mehr von Ihrer Lebensenergie zurück.

# Lästige und schmerzhafte Verhaltensmuster abschütteln

Embodiment eignet sich außerdem prächtig, um alte Verhaltensmuster zu unterbrechen und damit dem Gehirn über die Rückmeldung des Vagus neue Signale zu schicken. Vielleicht haben Sie sich durch den Bodyscan und andere Spürübungen schon einen guten Draht zu Ihren Körperempfindungen. Nun stellen Sie immer schneller fest, wann sich Ihr Körper in unangenehmen Zuständen von Erregung und Erstarrung befindet.

Der Trick ist, genau an dieser Stelle etwas anders zu machen.

Die wirkungsvollste Embodiment Übung, die ich kenne, ist das Schütteln. Erinnern Sie sich an die Antilope, welche dem Löwen entkommen ist? Das Schütteln ähnelt sehr dem Zittern der Tiere, welches Erregung aus dem Nervensystem ableitet.

Schütteln gibt Ihnen die Möglichkeit, Energie aus dem Regelkreis der Erregung zu entladen, welche in Form von sensomotorischen Impulsen in Ihrem Körper festsitzt.

Dort ist ein Teil Ihrer Lebenskraft gebunden. Indem Sie durch das Schütteln Ihren ursprünglichen körperlichen Impulsen folgen, holen Sie sich nicht nur diese Lebenskraft zurück, Sie vermeiden auch, dass sich die angestaute Aggression in Form von Scham, Schuld oder Depression nach innen wendet.

Wann immer Sie alte Muster oder unangenehme Zustände überfallen, stellen Sie sich aufrecht hin, die Füße etwa schulterbreit auseinander. Lassen Sie die Knie weich werden und beginnen Sie sich aus den Knien heraus ganzkörperlich zu schütteln. Atmen Sie dabei mit offenem Mund, das verhindert das Zusammenbeißen der Zähne.

Schließen Sie die Augen, weil es Ihnen dann leichter fällt, sich auf den Körper zu konzentrieren. Schütteln Sie alles was Sie haben - die Beine aus den Knien heraus, den Bauch und das Becken, die Hände aus den Handgelenken heraus, die Arme und Schultern, den Bauch und das Becken und auch den Kopf. Seien Sie am Anfang etwas vorsichtig mit dem Nacken, wenn er noch sehr angespannt ist. Aber das regelmäßige Schütteln wird auch ihm guttun.

Beziehen Sie Ihre Stimme ein, indem Sie dabei Geräusche machen: Seufzen, knurren oder stöhnen Sie. Das unterstützt die Wirkung der Übung. Beziehen Sie Ihren Gesichtsnerv ein, indem Sie verschiedene Grimmassen machen. Legen Sie für drei Minuten mal Ihr höfliches Gesicht ab.

Bei Bedarf gerne länger. Wenn Sie gerade irgendwo unter Menschen sind, die das Schütteln noch nicht kennen, ziehen Sie sich vielleicht für ein paar Minuten in einen ungestörten Raum zurück. Zu Hause können Sie sich eine lebhafte Musik dazu anmachen. Vielleicht schütteln Sie sich gemeinsam mit Ihren Kindern, Ihrem Partner oder einer Freundin.

Embodiment verstärkt seine Wirkung um ein Vielfaches, wenn Sie es zusammen mit anderen Menschen tun. Dann passiert nicht nur Selbstregulation, sondern auch Koregulation über die „Herde".

Vielleicht möchten Sie das Embodiment daher gerne in einem Kurs, einem Frauen- oder Männerkreis kennenlernen. Wenn Sie gerade nach Menschen suchen, die Sie zu mehr Lebendigkeit durch Embodiment inspirieren, kann ich Ihnen aus eigener Erfahrung die Körperforscherin Ilan Stephani in Berlin, Human-Essence mit Christian Rieken und Lilian Runge-Rieken in Baden-Württemberg und meine Tochter Alice Rauch in Thüringen empfehlen, welche als Pantarei Approach und kreative Begleiterin tätig ist. Durch ihre kompetente und kreative Begleitung habe ich schon zahlreiche Wege zu einem lebendigen Ausdruck meines Körpers erfahren dürfen. Auch in meinen eigenen Körperarbeit-Kursen und Frauenkreisen sind das Schütteln und andere Embodiment Übungen immer ein wichtiger Bestandteil auf dem Weg zu mehr Lebendigkeit.

## Notfallkoffer mit Embodiment Übungen für den Alltag

Hier habe ich für Sie noch weitere Embodiment Übungen zusammengestellt, welche ich neben dem Schütteln als sehr wirkungsvoll erlebe, um Gedanken- oder Verhaltensmuster zu unterbrechen. Einige davon kennen Sie vielleicht von Kindern, denn Kinder haben diesen Zugang zu Ihrer Körperintelligenz noch und praktizieren Embodiment ganz natürlich aus sich heraus:

- Stampfen Sie ein paarmal kräftig mit den Füßen auf wie ein wütendes Kind.
- Strecken Sie die Zunge heraus und rufen laut „bäh".
- Hüpfen Sie wie ein Frosch um den Tisch.
- Suchen Sie den Blickkontakt von einem fremden Menschen und lächeln Sie diesen spontan an.
- Staunen Sie mit offenem Mund. Sagen sie laut „wow", wenn Sie etwas überrascht.
- Lassen Sie Ihre Arme beim Gehen überschwänglich hin und her baumeln.
- Tätscheln Sie Ihren Kopf mit den Fingerspitzen von Kopf bis Fuß leicht ab, genießen Sie die sanfte Berührung wie einen warmen Sommerregen. Vielleicht entsteht ein Prickeln oder ein Fließen in Ihrem Körper.
- Halten Sie einen gefühllosen oder unangenehm schmerzhaften Körperbereich eine Weile sanft fest, so als hätten Sie ein Baby im Arm. Er wird Ihre Zuwendung genießen.
- Kneten Sie Ihre Körperteile nacheinander durch und sprechen Sie dabei mit Ihnen, z.B.: Hallo Arm, schön dass du da bist!
- Stellen Sie die Musik laut und tanzen Sie! Machen Sie alle Bewegungen, nach denen Ihr Körper verlangt. Es soll nicht unbedingt schön aussehen. Es soll vor allem guttun.

- Pendeln Sie beim Tanzen, Gehen oder bei Ihrem Lieblingssport immer mal wieder von fest angespannter zu lockerer Muskulatur. Begleiten Sie den Wechsel von Anspannen und Loslassen wann immer es geht mit einem tiefen Seufzen.

- Strecken Sie Ihren Körper ausgiebig nach allen Seiten und gähnen dabei laut.

- Stehen Sie gerade wie ein Baum, spüren Sie dabei Ihre Füße auf dem Boden. Imaginieren Sie, wie aus Ihren Füßen Wurzeln in die Erde wachsen und Ihnen Halt und Sicherheit geben.

- Klatschen Sie in die Hände, reißen die Arme in die Luft und jubeln dabei laut.

- Lassen Sie Ihre Hüften sanft und genussvoll kreisen, spüren Sie dabei die sexuelle Energie in Ihrem Becken.

- Legen Sie sich mit dem Bauch auf den Boden, um Ihr Herz auszuschütten. Lassen Sie alles aus Ihrem Herz heraus und in die Erde hineinfließen, was Sie belastet.

- Machen Sie Hopserlauf, anstatt zu gehen. Welche Arten zu gehen, zu rennen oder zu hüpfen kennen Sie noch aus Ihrer Kindheit?

- Sitzen Sie beweglich auf einem Gymnastikball, einer Schaukel oder einem beweglichen Sitzkissen.

- Nehmen Sie nach einem anstrengenden Tag eine ausgiebige Dusche. Lassen Sie alle Spannung mit dem warmen Wasser abfließen. Probieren Sie es zum Abschluss mal mit kaltem Wasser, das regt den Vagusnerv sehr intensiv an. Atmen Sie dabei kräftig und geräuschvoll. Rubbeln Sie Ihren Körper anschließend kräftig ab.

Damit dürfte Ihr Notfallkoffer gut gefüllt sein für alle möglichen und unmöglichen Situationen.

Wann immer Sie das Gefühl haben, in der Erregung oder Erstarrung festzustecken, schütteln Sie sich kräftig. Oder Sie machen die erste Übung aus der Liste, die Ihnen einfällt. Oder Sie kreieren sich eine eigene lebendige Bewegung.

Wann immer Sie sich vom Leben und Ihrer Lebensenergie abgeschnitten fühlen, verändern Sie irgendeinen kleinen Ablauf in Ihrem Alltag. Stehen Sie morgens auf der anderen Seite des Bettes auf. Sitzen Sie einmal auf der anderen Seite des Tisches.

Trinken Sie mal Tee statt Kaffee.

Oder stellen Sie sich einmal auf den Tisch, um eine andere Sichtweise zu bekommen. Nehmen Sie einen neuen Weg zur Arbeit. Oder gehen Sie mal ein Stück rückwärts.

Rückwärts gehen wird in Asien übrigens zur Therapie von Depressionen angewandt.

Das Wichtigste ist, dass Sie irgendetwas anders machen als bisher und dabei Ihren Körper einbeziehen.

# Vagusstimulation durch Formen der Entspannung

Aus den bisherigen Kapiteln wissen Sie nun, dass die Erregung erst einmal aus dem Nervensystem herausmuss, wenn sie nicht in Form von Verspannungen im Körper stecken bleiben soll.

Sie kennen jetzt zahlreiche aktive Möglichkeiten dafür, um die sensomotorischen Impulse abzuleiten.

Anschießend gelingt es Ihrem Körper und Ihrem Nervensystem viel besser, sich auf die folgenden Entspannungstechniken einzulassen.

Deshalb erscheinen Sie auch erst so spät im Buch über den Entspannungsmeister Vagusnerv.

## Vagus Atemtechniken

Alle Atemtechniken, die eine Verlängerung des Ausatmens bewirken, stimulieren den vorderen Vagusast.

Deshalb besteht die einfachste und wirkungsvollste Atemtechnik darin, einfach Ihren Atem zu beobachten. Legen oder setzen Sie sich dafür bequem hin, vielleicht legen Sie unterstützend eine Hand auf Ihren Bauch und die andere auf Ihren Brustkorb.

Nun beobachten Sie wie Ihr Atem ein- und ausströmt. Wissenschaftliche Untersuchungen haben festgestellt,

dass sich die Atmung allein durch diese Beobachtung beruhigt. Auf einem Yoga-Festival habe ich ein T-Shirt gesehen mit der Aufschrift „Der Trick ist zu atmen“. Wie wahr!

Auch das Spielen eines Blasinstrumentes oder eines Didgeridoos verlängert die Ausatmung und stimuliert den Vagus zusätzlich über die Mundbewegungen.

Wollen Sie die Atmung noch durch körperliche Bewegung unterstützen, schlage ich Ihnen die folgenden Techniken vor. Einige davon stammen aus dem Buch „Die Polyvagal-Theorie in der Therapie" von Deb Dana.

**Freiheit und Verbundenheit**

Unser Zwerchfell spannt sich beim Einatmen an und wölbt sich dadurch nach unten zu den Bauchorganen. Beim Ausatmen entspannt es sich wieder und wölbt sich dabei nach oben Richtung Lunge und Herz. Sie können diese Bewegung mit Ihren Händen unterstützen. Verschränken Sie dafür Ihre Hände so vor Ihrem Bauch, dass eine Kuppel entsteht. Beim Einatmen heben Sie die Ellenbogen und aus der Kuppel wird eine flache Schale. Beim Ausatmen senken Sie die Ellenbogen wieder.

Auf diese Weise trainieren Sie Ihre Vagusbremse. Beim Einatmen löst sie sich, die Herzfrequenz steig leicht, beim Ausatmen dagegen sinkt die Herzfrequenz wieder. Wenn es Sie unterstützt, können Sie beim Einatmen das Gefühl von Freiheit spüren und beim Ausatmen das Gefühl von Verbundenheit.

## Schreck und Erleichterung

Das ist eine sehr wirksame Übung, um die Reaktivierung Ihrer Vagusbremse nach Erregungszuständen zu trainieren. Tun Sie zunächst so als ob Sie sich erschrecken, vielleicht vor einem gefährlichen Tier. Sie atmen hörbar ein und halten den Atem kurz an, während sich Ihre Hand zum Herzen bewegt. Ihre Muskeln spannen sich dabei fest an. Dann kommt die Entwarnung, das Tier stellt sich als ungefährlich heraus. Lassen Sie die Hand auf Ihrem Herzen und lassen Sie die Spannung mit einem erleichternden Seufzer wieder abfließen. Wiederholen Sie das mehrmals, spüren Sie dabei den Wechsel von An- und Entspannung, wenn Ihr Nervensystem zwischen Sympathikus und vorderem Vagusast pendelt.

## Wim-Hof-Atmung

Sie kennen Wim Hof vielleicht als Iceman, der mehrere Kälterekorde im Ertragen von extremer Kälte aufgestellt hat. Seine Methode besteht aus drei Säulen: Atmung, Kälte und Meditation und hat nachweislichen Einfluss auf das autonome Nervensystem und das Immunsystem.
Seine Atemtechnik hat mich sofort überzeugt, ich führe Sie unter Anleitung eines erfahrenen Therapeuten aus, welcher mir durch seine Anwesenheit einen sicheren Raum für die intensiven Erfahrungen gibt. Sie besteht aus mehreren Runden, jede Runde umfasst ca. 30 tiefe Atemzüge. Darauf folgt eine Atempause, in welcher der Vagusnerv besonders aktiv wird. Mein Körper beginnt intensiv zu kribbeln,

während meine Arme und Beine durch spontanes Zittern und Zucken ganz viel Spannung abgeben.

## Schmerzfrei-Atmung

Wenn Sie körperliche Schmerzen haben, probieren Sie folgende Atemtechnik. Stellen Sie sich beim Einatmen vor, wie Ihr Atem zum schmerzenden Körperbereich hinfließt und denken Sie dabei: Ich nehme dich an. Beim Ausatmen stellen Sie sich vor, wie die schmerzende Stelle weich wird, denken Sie dabei: Ich gebe dir Raum.
Ich weiß, dass es schwer ist, zu einem quälenden Schmerz so freundlich zu sein. Wenn Sie ihn jedoch als Stimme Ihres Körpers betrachten statt als Feind, der Sie quälen will und dies mit der Atmung verbinden, kommt im Körper oft etwas ins Fließen. Vielleicht hat der Schmerz eine Botschaft für Sie, die Ihnen dann beim Atmen bewusst wird.

## Ujjayi-Atem - der Atem der Siegreichen

Diese Atemtechnik kennen Sie vielleicht aus dem Yoga. Hier wird in Kehlkopf und Stimmritze ein leichter Widerstand erzeugt, dadurch entsteht beim v.a. beim Ausatmen ein leichtes Rauschen. Die Atmung verlangsamt sich, was den Vagus stimuliert. Es entsteht ein Gefühl von ruhiger Achtsamkeit.
Manchmal erzeugt unser Körper diese Atmung automatisch, z.B. wenn wir eine schwierige Aufgabe lösen. Stellen Sie sich doch einfach mal kurz vor, dass Sie sich

gerade viel Mühe geben, um ein schwieriges Rätsel zu lösen. Beobachten Sie dabei Ihre Atmung. Vielleicht können Sie jetzt das sanfte Rauschen in Ihrer Kehle hören? Weitere vagusstimulierende Effekte des Yogas lernen Sie im nächsten Kapitel kennen.

## Vagus Yoga

Yoga verbindet fast alle wichtigen Möglichkeiten der Vagusstimulation miteinander: das Verlängern der Ausatmung durch Entschleunigung, die sanfte Dehnung der Faszien durch einfache Übungen, die achtsame Wahrnehmung des Körpers durch langsame Bewegungen und die Wirkung der Kehlkopfvibration durch das Chanten des „Om" und anderer Mantren.

Ich schätze die intensive Wirkung des Yin-Yogas, bei dem die Dehnungen drei bis fünf Minuten gehalten werden.

Besonders unsere Faszien brauchen diese Zeit, um Flüssigkeit aufzunehmen und sich auszudehnen. Erinnern Sie sich, dass dort der ganze Stress und sogar alte Emotionen gespeichert sein können? Der Weg zu geschmeidigen Faszien kann daher auch ein Weg zu deutlich mehr Wohlbefinden sein.

Falls Sie noch nie Yoga gemacht haben, möchte ich hier drei besonders einfache Übungen mit Ihnen teilen.

### Die Vorwärtsbeuge

Diese Übung ist nicht nur für die Faszien der Oberschenkel wirksam, sie entspannt auch gestresste Nacken- und

Rückenmuskeln und vertieft die Atmung. Setzen Sie sich dafür mit gestreckten Beinen hin. Die Haltung sollte bequem sein, damit Sie diese drei Minuten halten können. Wenn Sie Ihre Knie nicht durchgestreckt kriegen, legen Sie eine gerollte Decke unter die Kniekehlen. Nun den Oberkörper nach vorne Richtung Fußspitzen lehnen.

Auch das sollte sich bequem anfühlen. Falls Sie den Oberkörper nicht auf Ihren Beinen ablegen können, lehnen Sie sich auf ein großes Kissen oder Polster. Falls der Nacken zu sehr unter Spannung steht, legen Sie Ihre Stirn ebenfalls auf ein Kissen ab. Nun halten Sie die Vorwärtsbeuge drei bis fünf Minuten und atmen dabei tief ein und aus, vielleicht einen Musiktitel lang.

## Die Kind-Haltung oder Position des Kindes

Diese Übung dehnt ebenfalls Schultern, Rücken und Oberschenkel auf sehr sanfte Weise und entspannt die Bauchorgane. Knien Sie sich dafür auf die Matte und legen Ihren Oberkörper auf Ihren Oberschenkeln ab. Lassen Sie alle Muskeln vollkommen los, während Ihre inneren Organe durch den leichten Druck der Oberschenkel stimuliert werden. Die Arme liegen dabei locker neben Ihren Beinen, die Hände zeigen zu den Füßen und die Handflächen nach oben. Falls Ihre Stirn den Boden nicht erreicht, legen Sie ein Kissen oder Ihre Fäuste darunter. Halten Sie die Kindposition mindestens drei Minuten. Atmen Sie dabei tief ein und aus.

**Die Grundstellung (Savasana)**

Diese Position eignet sich hervorragend für die Entspannung nach körperlicher Anstrengung. Legen Sie sich dafür auf den Rücken, die Füße etwa hüftbreit geöffnet. Die Arme liegen ca. im 45-Grad-Winkel neben dem Körper. Das Kinn zieht ganz leicht zur Brust hin, damit Sie den Nacken nicht überstrecken. Das Steißbein zieht ebenfalls leicht nach unten zu den Füßen, damit der untere Rücken möglichst auf der Unterlage aufliegt. Lassen Sie jetzt alle Muskeln los und beobachten Sie Ihre Atmung, ohne diese verändern zu wollen.

Sie können auch die linke Hand auf Ihr Herz legen und die rechte Hand auf den Bauch. Bleiben Sie mindestens fünf Minuten lang in dieser Grundstellung und genießen dabei alle Zeichen von Entspannung in Ihrem Körper.

# Vagus Meditation

Die Meditation vereint ebenfalls mehrere Möglichkeiten der Vagusstimulation miteinander. Sie lässt uns Stille ohne Angst erleben, vertieft die Atmung, regt die Körperwahrnehmung an und kann durch das Tönen beim Ausatmen mit Kehlkopfvibration verbunden werden. Die einfachste Meditation haben Sie schon im Kapitel über die Atemübungen kennengelernt - das wertungsfreie Beobachten Ihres Atems.

Grundsätzlich ist jede Form der Meditation für die Vagusstimulation geeignet. Finden Sie daher eine, die gut zu

Ihnen passt und Ihnen leichtfällt. Wenn Sie verschiedene einfache Meditationen und Entspannungsübungen kennenlernen wollen, kann ich Ihnen das Buch „Erleuchtung in der Mittagspause" von Pragito Dove empfehlen.

Für den Vagusnerv ist es besonders wirksam, wenn Sie beim Meditieren die Ausatmung mit einem Ton verbinden. Sie können das „Om" benutzen oder das „Wuh", welches Peter Levine empfiehlt oder einen anderen Ton, der Ihnen angenehm ist. Legen oder setzen Sie sich entspannt hin, Sie können die linke Hand auf Ihr Herz legen, die rechte Hand auf den Bauch. Jetzt atmen Sie entspannt ein und erzeugen beim Ausatmen den gewählten Ton.

Das Tönen verlängert Ihre Ausatmung automatisch. Sie können den Ton auch in einen Körperbereich schicken, der Entspannung besonders nötig hat. Wiederholen Sie das mehrmals.

Sehr gute Erfahrungen habe ich außerdem mit der Kundalini Meditation von Osho gemacht. Diese besteht aus vier Teilen: 15 Minuten kräftiges Schütteln zu rhythmischer Musik, 15 Minuten freies Tanzen mit geschlossenen Augen, 15 Minuten Sitzen mit Musik und am Ende 15 Minuten Liegen in der Stille.

Zuerst erfolgt also das Entladen von Erregung durch Schütteln und Tanzen, anschließend wird Ihr Nervensystem zum Entspannen angeregt. Es gibt dafür auch die passende Musik zu kaufen, inklusive der Stille welche mit einem sanften Gongschlag beendet wird.

Wenn Sie diese Meditation auch noch in einer Gemeinschaft erleben dürfen, wird Ihr Vagus wahre Freudentänze aufführen.

## Weitere Möglichkeiten der Entspannung

Hier habe ich Ihnen weitere Möglichkeiten aus meiner Schatzkiste zusammengestellt, um Ihren Körper in einen entspannten Zustand zu versetzen. Vervollständigen Sie die Liste gerne mit weiteren persönlichen Ressourcen.

- Nehmen Sie ein Vollbad zur Entspannung aller Muskeln. Benutzen Sie einen beruhigenden Badezusatz wie Lavendel oder Melisse.
- Nutzen Sie wann immer es möglich ist die entspannende Wirkung von Wärme und die vagusstimulierende Wirkung von Kälte in einer Sauna.
- Lassen Sie sich durch entspannende Massagen oder sanfte, kreative Formen der Körperarbeit berühren. Aus eigener Erfahrung kann ich besonders die Cranio-Sacral-Therapie, Pantarei, die FaMe-Massage® von Claudia Drogan, Klangtherapie und Shiatsu empfehlen.

- Nutzen Sie die Möglichkeit, sich bei einer Form der Wasserarbeit im köperwarmen Wasser eines Thermalbades sanft halten zu lassen. Aus eigener Erfahrung kann ich Ihnen von ganzem Herzen die Jahara® Technik empfehlen. Diese vereint eine anatomisch korrekte Kopfhaltung mit dem Erleben von sicherem Gehaltensein bei größtmöglicher Bewegungsfreiheit.

- Erlernen Sie eine Entspannungstechnik wie z.B. Autogenes Training, Progressive Muskelrelaxation oder eine zu Ihnen passende Form der Meditation und üben Sie diese regelmäßig aus. Dann haben Sie eine tolle Ressource für unruhige oder belastende Zeiten.

- Verbringen Sie Zeit mit Ihrem Haustier. Streicheln Sie eine Katze und genießen Sie deren Wärme und Schnurren auf Ihrem Schoß. Kuscheln Sie mit einem Hund und genießen Sie gemeinsame Spaziergänge. Oder lernen Sie von dem sehr sensibel ausgeprägten sozialen Nervensystem eines Pferdes.

# Schlusswort

Ich möchte Ihnen zum Abschluss noch ein Zitat von Peter Levine mitgeben: „Ein Nervensystem, das daran gewöhnt ist, sich in Stress hinein- und sich dann wieder aus ihm herauszubewegen, ist gesünder als ein Nervensystem, das die Last von anhaltendem Stress trägt".

Sie haben nun viele Möglichkeiten kennengelernt, um dieses Pendeln vom Stress zurück in die Entspannung zu trainieren. Sie kennen nun zahlreiche Übungen, die nur wenige Sekunden oder maximal drei Minuten dauern. Sie halten damit einen wichtigen Schlüssel in Ihren Händen, den Schlüssel zu mehr Sicherheit in Ihrem Nervensystem und damit zu mehr Wohlbefinden, zur Entfaltung Ihres wahren Potentials und nicht zuletzt zu Ihren Selbstheilungskräften. Nun liegt es an Ihnen, diesen Schlüssel auch zu benutzen.

# Quellen und Literaturempfehlungen

„Sprache ohne Worte" von Peter A. Levine

„Verkörperter Schrecken" von Bessel van der Kolk

„Die Polyvagaltheorie und die Suche nach Sicherheit" von S. W. Porges

„Trauma-Heilung - Das Erwachen des Tigers" von Peter A. Levine

„Vom Trauma in die Kraft. Die neurophysiologischen Grundlagen der Traumaheilung", Bachelor-Arbeit von Alice Rauch (www.alicerauch.de)

„Der Selbstheilungsnerv" von Stanley Rosenberg

„Verwundete Kinderseelen heilen" von Peter A. Levine und Maggie Kline

„Die Polyvagal-Theorie in der Therapie" von Deb Dana

„Embodiment in Attitudes, Social Perception, and Emotion" von Niedenthal, Barsalou, Winkielman, Krauth-Gruber und Ric

„Erleuchtung in der Mittagspause" von Pragito Dove

# Impressum

© 2021 Bastian Schulte

Autor: Kerstin Rauch
Umschlaggestaltung, Illustration: Dominique Liviu Porumb
Formatierung: Jan Ehlers

Verlag: Independently published - Bastian Schulte
ISBN: 9798507556069

**Nils & Jan Ehlers GbR**

vertretungsberechtigte Gesellschafter: Nils Ehlers,
Jan Ehlers

An der Mühle 19
25761, Büsum
Deutschland

Tel.: 015902624290
     017641483472

E-Mail: ehlers.buch@gmail.com

Umsatzsteuer-Identifikationsnummer: DE340884265



Website der Autorin: https://koerperarbeit.blog.

www.ingramcontent.com/pod-product-compliance
Lightning Source LLC
Chambersburg PA
CBHW031409250726
48656CB00002B/596